가려워서 미치겠어요

가려워서
미치겠어요

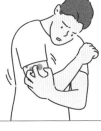

서울대학교병원 피부과
정진호 교수가 알려주는
피부 가려움증의 모든 것

정진호 지음

해냄

가려움증의 고통은
겪어본 사람만이 알 수 있다.

머리말

가려움증은 매우 흔하고 정말 견디기 힘든 증상입니다. 제가 환자들을 보면서 가장 많이 들은 말이 "가려워서 미치겠어요" 또는 "가려워서 잠을 전혀 잘 수가 없어요"인 것 같습니다.

가려움증을 유발하는 원인은 반드시 있습니다. 의사가 환자와 가장 먼저 해야 할 일은 가려움증의 원인을 찾는 것입니다. 환자와 의사가 머리를 맞대고 가려움증의 원인을 규명하고, 그 원인을 없애려는 노력을 해야 합니다. 원인을 치료하지 않고 약으로 가려움증을 누르면 약을 중지했을 때 반드시 가려움증이 재발합니다. 가려움증의 원인이 해결되지 않았는데 재발하지 않으면 오히려 이상한 일입니다.

따라서 가려움증을 잘 치료하기 위해서는 가려움증의 원인부터 확인해야 합니다. 가려움증의 원인에 대해서는 이 책에서 자세히 설명할 것입니다. 이들 원인 중에 자신에게 해당하는 것이 있는지 잘 따져보아야 합니다. 그리고 원인이 확인된다면 그 원인을 없애기 위해 최선을 다해 노력해야 합니다.

'피부가 건조해서 가렵다고?'

'내가 먹는 약이 원인일 리가 없어. 오래전부터 먹고 있던 약인데.'

'내 가려움증의 원인이 정신적인 것이라고? 그럴 리가 없어.'

이렇게 생각할 수 있습니다. 그러나 이 책에서 소개하는 가려움증의 원인들은 이미 많은 과학자들과 의사들이 연구를 통해 입증한 것들입니다. 가려움증의 원인 중에는 쉽게 없앨 수 있는 것도 있지만, 제거하는 데 시간이 걸리고 완전히 피하기 어려운 것도 있습니다.

예를 들어, 피부가 노화되어 건조해진 경우에는 젊은 피부로 되돌리기는 쉽지 않습니다. 그러나 노력하면 건조한 피부를 덜 건조하게 만들 수는 있습니다. 물론 상당한 시간과 노력이 필요합니다. 이 책에 그 방법들도 잘 설명해 놓았습니다.

평소에 앓고 있는 병을 치료하기 위해서 복용하는 약의 부작용으로 가려움증이 생길 수도 있습니다. 오래전부터 복용하고 있는 약물을 가려움증의 원인으로 고려하기는 어려울 수 있습니다. 그러나 다른 특별한 원인 없이 피부가 가렵다면 꾸준히 복용하는 약이나 영양제도 한 번쯤 의심해 보아야 합니다.

예를 들어, 몇 년째 복용 중인 혈압약이 가려움증의 원인일 수 있음을 의심해 보아야 합니다. 또는 건강하기 위해 매일 복용하는 비타민제가 가려움을 일으키고 있는 건 아닌지 의심해 보아야 합니다. 약 자체는 나쁜 것이 아니지만, 다른 사람들에게는 아무 문제가 없는 약이 일부 사람들에게는 알레르기 반응을 일으켜 가려움증을 유발할 수 있습니다.

평소에 앓고 있는 내과질환 때문에도 가려움증이 나타날 수 있습니다. 예를 들어, 당뇨병이 가려움증을 유발할 수 있습니다. 이 경우에는 당뇨병을 잘 조절하고 혈당을 정상화시키기 위해서 노력해야 합니다.

이처럼 가려움증 치료에서 첫 번째로 해야 할 일은 자신의 가려움증의 원인을 찾아내는 것입니다. 원인이 1가지일 수도 있고, 2~3가지 원인이 동시에 가려움증을 유발할 수도 있습니다. 예를 들어 내과질환 때문에 가려움증이 생기는 경우, 피부가 건조하다면 가려움증이 더 심하게 느껴질 것입니다. 스스로 가려움증의 원인이 무엇일까 깊게 고민해 보고, 피부과 전문의와 상의해야 합니다.

사실 가려움증의 원인을 찾는 것은 쉽지 않은 일입니다. 원인을 찾지 못하는 경우도 많습니다. 그러나 어렵더라도 가려움증의 원인을 찾아 제거하기만 한다면 가려움증을 완치시킬 수 있습니다.

6주 이상 지속되는 가려움증을 만성 가려움증이라고 합니다. 만성 가려움증은 나이가 들어갈수록 쉽게 발생하며, 노인의 삶의 질에 나쁜 영향을 미치게 됩니다. 노화현상 때문에 생기는 피부 변화가 가려움증을 유발합니다.

따라서 나이가 들수록 가려움증을 예방하는 노력이 더욱더 필요합니다. 지금은 가렵지 않더라도 피부 관리를 잘못하거나 나이가 들어 피부가 건조해지면 피부가 가려워질 수 있습니다. 초기에 원인을 규명하고 잘 치료해야 만성 가려움증으로 진행되지 않을 것입니다.

이 책은 피부가 가려워 고생하는 사람들에게 가려움증에서 벗어날 수 있는 효과적인 방법을 소개하기 위해 쓰기 시작했습니다. 그동안 서울대학교병원에서 가려움증을 호소하는 수많은 환자들을 진료하면서 "가려워서 미치겠어요" "가려워서 잠을 잘 수가 없어요" "차라리 죽는 것이 낫겠어요" "제발 치료해 주세요" "제 가려움증의 원인이 무엇인가요?"라며 괴로운 표정을 짓던 환자들을 수없이 만났습니다. 그 환자들과 가족들에게 짧은 진료시간 동안 모든 것을 설명할 수 없었던 아쉬운 마음을 담아 이 책을 집필했습니다. 어려운 의학 지식은 쉬운 단어들을 사용하여 쉽게 설명하기 위해 노력했습니다.

한 번 읽어서는 이해가 잘 안 되고 반복해서 읽어야 그 의미를 정확히 이해하게 되는 내용도 있을 것입니다. 그리고 시간이 지나면 중요한 내용을 잊어버릴 수도 있을 것입니다. 몇 번 반복해서 꼼꼼히 읽고, 이 책에서 설명하는 방법들을 생활 속에서 철저히 실천하기를 권합니다.

가려워서 밤새 긁고 있는 환자들과 그 모습을 지켜보며 안타까워하는 보호자들에게 이 책이 도움이 되기를 바랍니다.

감사합니다.

2022년 7월
서울대학교병원 9층 피부과장실에서
가려움증 환자들을 생각하면서,
정진호

| 차례 |

Step **가려움증 재발 방지를 위한 주의 사항을 실천합니다**

5단계의 원칙에 따라 가려움증을 치료합니다.

1단계: 가려움증의 치료 원칙을 이해합니다.

2단계: 자신의 가려움증의 원인을 밝힙니다.

3단계: 가려움증의 원인과 악화 요인을 제거합니다.

4단계: 과학적인 약물 치료를 단계적으로 시행합니다.

5단계: 가려움증 재발 방지를 위한 주의 사항을 실천합니다.

Step 1

가려움증의 치료 원칙을
이해합니다

1. 가려움증이란 무엇일까요?

　가려움증은 피부를 긁고 싶게 만드는 느낌입니다. 가려움증은 피부와 점막에 나타납니다. 피부뿐만 아니라 눈과 코의 점막이 가려운 경험을 한 독자들이 적지 않을 것입니다. 그러나 몸속의 장기들은 가렵지 않습니다.

　가려움증이 심하면 긁지 않을 재간이 없습니다. 피부를 박박 긁고 나면 잠시라도 시원합니다. 피부를 긁는 이유는 심하게 긁을 때 생기는 아픈 감각이 가려움증보다는 참을 만하기 때문입니다. 가려움증의 고통은 당해본 사람만이 알 수 있습니다. 차라리 아픈 것이 가려운 것보다는 낫습니다.

　가려움증은 정말 괴롭습니다. 흔히 '가려워서 미치겠다'고 합니다. 가려움증으로 고생하는 많은 사람들이 제가 진료하고 있는 서울대학교병원 피부과 진료실을 찾습니다. 환자의 표정에는 가려움증으로 고생했던 괴로운 나날들의 경험이 그대로 나타나 있습니다. 밤마다 가려움증 때문에 잠 못 이루고, 밤새 긁다가 일어나 샤워하고 약 바르기를 반복하다가 새벽이 되어서야 잠깐 잠이 들었던 경험들이 그대로 얼굴에 새겨져 있습니다.

서울대학교병원에서는 가려움증을 고칠 수 있지 않을까 기대하는 표정도 읽을 수 있습니다.

"교수님, 가려워서 미치겠어요."

"밤새 긁느라고 잠을 잘 수가 없습니다."

"우리 엄마 좀 안 가렵게 해주세요. 가려워서 맨날 긁고 계세요. 마음이 너무 아파요."

"안 가본 병원이 없어요. 마지막으로 서울대학교병원에 왔는데, 꼭 고쳐주세요."

서울대학교병원 피부과 진료실에서 가려움증으로 고생하는 환자들에게 제일 많이 듣는 말들입니다. 환자들과 가족들이 가려움증으로 인해 얼마나 고생하고 있고 힘든 상황에 있는지 알 수 있습니다.

가려움증 환자들을 치료하는 피부과 의사로서 저는 어떻게 하면 가려움증을 치료할 수 있는지 그 원칙과 방법을 이 책에서 정확히 설명하고자 합니다. 피부과 진료실에서 환자들과 만나는 짧은 진료 시간 동안에는 이 많은 내용들을 다 설명할 수 없는 것이 현실이기 때문입니다.

이 책에 설명해 놓은 가려움증의 치료 원칙과 방법을 환자들과 보호자들이 잘 이해하고, 해야 할 일들과 하지 말아야 할 일들을 일상 생활 속에서 잘 실천한다면 가려움증의 고통으로부터 반드시 벗어날 수 있을 것입니다.

▶ 이것만은 꼭

1. 가려움증은 피부를 긁고 싶게 만드는 감각입니다.
2. 가려움증은 피부와 일부 점막에서만 생깁니다.

2. 가려운 감각은 어떻게 느껴질까요?

가려움증이 생기는 이유는 가려움증을 유발하는 물질들이 피부 안에 존재하기 때문입니다. 피부 속 가려움증 유발물질이 신경을 자극하여 가려움증이 생깁니다. 가려움증을 유발하는 물질들은 피부 속에서 만들어집니다. 자극을 받은 피부세포가 만들고, 피부 속에 모여든 염증세포도 만들며, 피부에 존재하는 신경세포가 자극을 받은 후에도 만듭니다.

가려움증을 유발하는 물질로는 히스타민(Histamine), IL-31, TSLP가 유명하며, 이 외에도 여러 물질들이 가려움증을 유발합니다. 피부에서 합성되지 않고 외부 환경에서 피부로 들어온 자극물질이 가려움증을 유발하기도 합니다.

가려움증을 유발하는 물질들이 만들어지면 피부에 존재하는 감각신경을 활성화합니다. 활성화된 감각신경은 가려움증 신호를 뇌로 전달하고, 그러면 뇌가 가려움증을 느끼게 됩니다.

정리하면, 피부에 존재하는 가려움증 유발물질에 의해서 감각신경이 활성화되고 뇌에서 가려운 감각을 느끼게 되는 것입니다.

피부에서 활성화된 감각신경은 가려운 감각을 척수에 있는 신경에 전달합니다. 피부에 있는 감각신경을 1차 감각신경이라고 하고, 척수에 있는 감각신경을 2차 감각신경이라고 합니다. 1차 감각신경의 한쪽 끝은 피부의 표피와 접촉해 있고 다른 한쪽 끝은 척수에 닿아 있습니다.

피부에 있는 1차 감각신경은 2가지가 있습니다. A 신경섬유(A-Nerve Fiber)와 C 신경섬유(C-Nerve Fiber)가 그것입니다. 두 감각신경 중에 주로 C 신경섬유가 척수에 있는 2차 감각신경으로 가려움증을 전달합니다.

1차 감각신경으로부터 가려움증 신호를 전달 받은 척수의 2차 감각신경은 척수시상로(Spinothalamic Tract)라는 길을 따라 뇌로 신호를 전달합니다. 뇌에서 가려움증 신호가 처음 도달하는 부위는 시상(Thalamus)이라는 부위입니다.

시상에 도착한 가려움증 신호는 뇌의 여러 부위로 전달됩니다. 가려운 감각을 느끼게 하는 뇌 부위, 가려운 정도를 판단하는 뇌 부위, 가려운 감각을 기억하는 뇌 부위, 가려운 감각에 의해 변화하는 감정을 조절하는 뇌 부위 등에 신호가 전달되지요. 그 결과 우리는 어디가 가려운지, 얼마나 가려운지, 언제 가려웠는지, 가려워서 어떤 기분이었는지 등을 알게 됩니다.

　이처럼 뇌의 여러 부위가 가려움이라는 감각을 느끼고, 가려움에 반응하는 긁는 행동을 유발하고, 가려움을 기억하는 데 관여합니다. 결국 피부에서 시작되었지만 궁극적으로 가려움을 느끼는 곳은 뇌입니다.

▶ 이것만은 꼭

1. 피부에서 각종 가려움증 유발물질이 합성됩니다.
2. 가려움증 유발물질에 의해 피부의 감각신경이 활성화되고 뇌에서 가려운 감각을 느끼게 됩니다.
3. 가려움증 신호는 주로 피부에 있는 1차 감각신경인 C 신경섬유를 통해 척수를 거쳐 뇌로 전달됩니다.

3. 우리는 왜 긁을까요?

긁는 행위는 가려움증을 억제할 뿐 아니라 쾌감과 일종의 즐거움을 선사합니다. 긁는 행위에서 쾌감을 느끼고 긁은 후에 시원한 느낌을 즐기기 위해서 긁는 유혹에 빠지게 됩니다. 긁는 행위는 쾌감을 느끼려는 일종의 본능적인 행동이라고 이해해야 합니다. 본능적인 행동이기 때문에 참기가 쉽지 않습니다. 그래서 사람들은 참을 만한 가려움증도 참지 않으려고 합니다.

긁으면 생기는 통증이 가려움증을 억제한다는 것은 잘 알려져 있습니다. 피가 날 정도로 긁었을 때 발생한 통증이 가려움증을 억제하는 것이죠. 반대로 통증을 억제하는 마약 계통의 약제를 사용하면 통증은 완화되는 대신 부작용으로 가려움증이 발생합니다. 이처럼 가려움증과 통증은 서로를 억제하는 작용을 합니다.

결국, 긁는 행위는 쾌감을 느끼고자 하는 본능적인 행동이며, 통증을 유발하여 가려움증을 없애고자 하는 노력입니다.

그러나 긁는 행위는 피부를 심각하게 손상시키고 가려움증을 악화시킬 뿐입니다. 따라서 아무리 가려워도 이성적인 노력을 통해 긁지 않고 참아야 합니다. 이성으로 본능을 이겨야 합니다. 사람은 이성이 있는 동물이므로 긁고 싶은 본능을 참을 수 있습니다.

▶ 이것만은 꼭

1. 긁는 것은 통증을 유발하여 가려움증을 억제하려는 행위입니다.
2. 긁는 행위는 그 자체가 쾌감을 갈망하는 본능입니다.
3. 이성으로 본능을 누르고 긁고 싶은 걸 참아야 합니다.

4. 왜 긁지 말아야 할까요?

어떤 원인으로 가려움증이 시작되었든 간에, 피부가 가려운 이유는 그 부위에 존재하는 감각신경이 자극을 받아 활성화된 후에 가려움증 신호를 뇌로 전달했기 때문입니다. 그러나 신경학적으로 봤을 때 신경이 활성화된 상태를 계속 유지하는 것은 불가능합니다. 신경이 활성화된 상태를 유지하려면 분자 수준에서 여러 가지 일이 발생해야 하는데, 그런 화학적인 반응이 쉬지 않고 일어나기는 어렵기 때문입니다.

일반적으로 가려움증 자극이 왔을 때 피부에 있는 신경 말단에서 일어나는 생화학적 반응은 길어야 1~2분 뒤에 사라집니다. 그러면 감각신경도 더 이상 활성화된 상태를 유지할 수 없고, 따라서 가려움증을 뇌로 전달할 수가 없어서 더 이상 가렵지 않게 됩니다. 이는 가려움증을 느끼기 시작한 후 1~2분 정도만 긁지 않고 참으면 가렵지 않게 된다는 과학적 근거입니다.

그런데 계속해서 가려움증을 느끼는 이유는 무엇일까요? 바로 긁기 때문입니다. 1~2분만 참으면 되는데 참지 못하고 긁으면 긁는 자극으로 인해서 감각신경섬유가 새롭게 활성화되고, 그래서 계속 가렵고, 그러면 더 긁게 되는 악순환이 시작되는 것입니다.

또한 만성적으로 계속해서 긁으면 긁는 행위가 피부 속에 존재하는 감각신경의 개수를 증가시키게 됩니다. 피부 진피 내의 감각신경 숫자가 증가하고, 심한 경우에는 표피 내에도 감각신경이 증가합니다. 감각신경이 많아졌기 때문에 경미한 자극에 의해서도 쉽게 가려워지고, 심하게 가렵습니다. 따라서 가려움증이 느껴지기 시작하면 긁지 말고 1~2분 정도만 강력한 의지를 갖고 참는 것이 매우 중요합니다.

그러나 제가 진료실에서 만난 많은 환자들은 가려움증이 생기면 긁지 않고 참으려 해도 참을 수가 없다고 합니다. 사실 저도 가려울 때는 참지 못하고 긁어버리는 경우가 많습니다. 그러나 한번 긁으면 더 가려워지고 그러면 더 긁게 됩니다. 참았어야 했는데 괜히 긁어서 가려움증을 더 심하게 만들었다고 후회하게 됩니다.

가려움증을 참는 것은 정말 어려운 일입니다. 그러나 위에서 말했듯 가려움증이 느껴져도 긁지 않는다면 1~2분 후에는 저절로 사라집니다. 따라서 긁지 말고 참아야 합니다. 이를 악물고 주먹을 움켜쥐고 절대로 긁지 말고 참기 바랍니다. 절대 쉬운 일은 아닙니다. 그러나 이성적으로 생각하고 행동한다면 가능한 일입니다.

　의사는 환자들이 가려움을 덜 느끼게 하기 위해서 바르는 약과 먹는 약을 처방합니다. 가려움증의 강도가 덜 심하면 좀 더 쉽게 긁지 않고 참을 수 있기 때문입니다. 가려워도 긁지 않고 약을 바르거나, 얼음찜질을 하거나 다른 생각을 하거나 다른 일에 집중하여 그 순간을 이겨내야 합니다.

▶ **이것만은 꼭**

1. 1~2분 정도만 참으면 가려움증은 사라지므로 긁지 말고 참아야 합니다.
2. 긁을수록 더 가려워지고, 그래서 더 긁는 악순환이 시작됩니다.

5. 가려움증은 5단계 치료 원칙에
따라서 치료합니다

가려움증 치료는 쉽지 않지만 원칙에 따라 접근하면 가능합니다.

1) 가려움증의 치료 원칙을
이해합니다

가려움증 치료 원칙이 5단계로 이루어져 있음을 환자와 보호자가 이해하는 것이 매우 중요합니다. 가려움증 치료를 위해서 5단계의 노력이 필요하다는 사실을 환자 스스로가 이해하는 것이 1단계입니다. 가려움증이 치료할 때만 조금 호전되다가 계속 재발하는 이유는 치료 원칙에 따르지 않았기 때문입니다.

2) 자신의 가려움증의
   원인을 밝힙니다

다음으로 해야 할 일은 가려움증의 원인을 밝히는 것입니다. 가려움증을 유발하는 원인은 반드시 있습니다. 원인을 찾아 제거하면 가려움증의 뿌리를 뽑을 수 있습니다. 가려움증의 원인을 밝혀내기 위해서는 전문의와 상담하고, 필요하면 다양한 검사도 받아야 합니다.

3) 가려움증의 원인과
   악화 요인을 제거합니다

가려움증의 원인을 밝힌 다음에는 그 원인을 제거해야 합니다. 그리고 가려움증을 악화시키는 나쁜 습관과 환경을 피합니다. 또한 일상생활에서 가려움증 완화에 도움이 되는 방법들을 매일 실천합니다.

4) 과학적인 약물 치료를
   단계적으로 시행합니다

가려움증을 빠르고 효과적으로 치료하기 위해서는 환자의 병력과 상황에 따라 약물을 맞춤형으로 사용해야 합니다. 처음 사용한 약이 효과가 없을 때를 대비하여 다음에 사용할 후보 약물을 미리 정해놓아야 합니다. 이처럼 효과가 나올 때까지 단계적으로 약을 교체하면서 가려움증을 치료합니다. 적절한 약물 치료를 통해 가려움 증을 완화시켜 더 이상 긁지 않도록 하는 것이 중요하며, 긁어서 가려움증이 더 심해지는 악순환의 고리를 끊어야 합니다.

5) 가려움증 재발 방지를 위한 주의 사항을 실천합니다

가려움증이 좋아진 후에는 재발 방지를 위한 노력을 지속적으로 해야 합니다. 조금만 방심하면 피부는 다시 가려워질 가능성이 있습니다. 새로운 원인이 나타나서 가려움증이 재발하지 않도록 주의해야 하지요.

▶ 이것만은 꼭

1. 가려움증은 5단계 치료 원칙에 따라 치료합니다.
2. 재발 방지를 위한 개인의 노력이 가장 중요합니다.

흔한 가려움증 원인 9가지

1. 건조한 피부가 원인입니다.
2. 복용 중인 약물이 원인일 수 있습니다.
3. 영양제나 건강기능식품이 원인일 수 있습니다.
4. 음식도 가려움증을 유발할 수 있습니다.
5. 피부질환이 가려움증을 유발할 수 있습니다.
6. 내과질환이 가려움증을 유발할 수 있습니다.
7. 정신적 문제가 가려움증을 유발할 수 있습니다.
8. 신경질환이 가려움증을 유발할 수 있습니다.
9. 계속 긁으면 더 가려운 피부질환이 생깁니다.

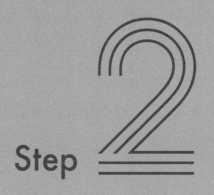

Step

가려움증의 원인을
밝힙니다

1. 가려움증의 원인, 반드시 있습니다

사람들이 앓고 있는 모든 병에는 원인이 있습니다. 원인 없이 생기는 병은 없지 않을까 생각합니다. 물론 현대 의학이 아직 원인을 밝히지 못한 병들도 많습니다. 그러나 이런 경우도 아직 그 병의 원인을 규명하지 못한 것이지 원인이 없는 것은 아닙니다. 어떤 병이든 원인을 밝힐 수 있다면, 그리고 그 원인을 치료할 수 있다면 고칠 수 있을 것입니다.

가려움증에도 반드시 원인이 있습니다.

"몇 달, 몇 년 동안 가려움증 때문에 동네 병원과 대학병원에서 진찰을 받고 약을 처방 받아 치료해도 효과가 없습니다."

"약을 쓸 때 조금 좋아질 뿐이에요."

"자꾸 가렵고 수시로 재발합니다."

"약이 전혀 듣지를 않아요."

가려움증 환자들이 자주 하는 말입니다.

왜 환자들 이야기처럼 가려움증은 치료가 어려울까요? 그 이유는 가려움증의 원인을 찾아서 그 원인을 제거하지 않고 가려운 증상만을 치료하기 때문입니다.

가려움증의 원인이 없어지지 않고 계속해서 가려움증을 유발하고 있는데 약으로 가려운 증상만을 억제한다면 제대로 치료하고 있는 것이 아닙니다. 치료를 중단하면 당연히 가려움증이 재발할 것입니다. 자신의 가려움증의 원인이 무엇인지 밝혀야 합니다. 원인을 없애주는 치료를 해야 가려움증의 뿌리를 뽑을 수 있습니다.

원인이 그대로 있는데 일시적으로 가려움증을 완화해 주는 약을 먹고 바른다고 가려움증이 치료가 될까요? 가려움증의 뿌리를 뽑을 수 있을까요? 아닙니다.

가려움증으로 고생하는 환자와 피부과 의사가 제일 먼저 해야 할 일은 왜 가려운지 원인을 찾는 것입니다. 원인을 제거할 수 있다면 재발 없이 가려움증을 제대로 치료할 수 있을 것입니다.

그러나 가려움증의 원인을 정확히 찾아내는 것은 말처럼 쉬운 일은 아닙니다. 1가지 원인이 가려움증을 유발할 수도 있고, 2~3가지 원인이 복합적으로 가려움증을 유발할 수도 있습니다. 아무리 찾으려 해도 원인이 찾아지지 않는 경우도 있습니다.

그러나 대부분 원인을 찾을 수 있으며, 그 원인을 개선하고 없애기 위해 노력하면 가려움의 괴로움으로부터 해방될 수 있습니다. 원인을 없애는 과정에 시간이 적지 않게 걸릴 수 있지만, 가려움증의 원인을 발견하고 제거해야 향후 가려움증이 재발하는 일 없이 완치할 수 있습니다.

▶ 이것만은 꼭

1. 가려움증은 반드시 원인이 있습니다.
2. 자신의 가려움증의 원인을 반드시 규명해야 합니다.
3. 원인을 찾아 치료해야 가려움증의 뿌리를 뽑을 수 있습니다.

2. 가려움증의 원인을 찾기 위한 진찰 과정

　의사가 환자의 가려움증의 원인을 찾기 위해서는 우선 환자가 호소하는 가려움증을 잘 분석해야 합니다. 가려움증이 언제 시작되었는지, 어느 부위가 가려운지, 가려움이 시작되면 얼마나 지속되는지, 무엇이 가려움을 유발하는지 등에 대해서 자세히 물어봐야 합니다.

　우선, 가려움증의 정도를 알아보는 것이 중요합니다. 0점은 전혀 가렵지 않은 경우, 10점은 가장 가려운 경우로, 10점 척도를 이용합니다. 0점과 10점 사이에서 현재 몇 점 정도의 가려움을 느끼고 있는지 물어보는 것입니다.

　다음으로는 전신의 피부 상태를 면밀하게 진찰하는 것이 필요합니다. 피부에 병변이 있더라도 그것이 긁어서 2차적으로 생긴 피부 발진인지, 아니면 처음부터 가려움증을 유발한 1차적으로 생긴 피부질환 병변인지를 잘 구별해야 합니다. 피부를 잘 진찰하면 피부질환 때문에 가려운 경우인지, 피부는 정상인데 다른 원인으로 가려운 경우인지를 구별할 수 있습니다.

다음으로는 의심되는 가려움증의 원인을 찾기 위해 혈액검사를 비롯한 각종 검사를 해야 합니다. 피부 조직검사가 필요한 경우도 있습니다. 간혹 신경과 또는 정신건강의학과와의 협진을 통해 신경질환이나 정신질환이 있는지 확인해야 하는 경우도 있습니다.

▶ **이것만은 꼭**

1. 환자와의 문진을 통해 환자가 호소하는 가려움증의 특징을 잘 분석합니다.
2. 10점 척도를 이용해서 가려움증의 정도를 확인합니다.
3. 피부 상태를 면밀히 진찰하여 1차적 피부질환으로 인한 가려움증인지, 다른 원인이 있는지 판단합니다.
4. 혈액검사 등 필요한 검사를 시행하고 신경과나 정신건강의학과와의 협진을 통해 신경질환이나 정신질환 여부를 확인합니다.

3. 환자 스스로도 가려움증의 원인을 찾아야 합니다

환자도 자신의 가려움증의 원인이 무엇일까 항상 생각해 보아야 합니다. 이 책에서 가려움증을 유발하는 여러 원인들을 소개할 것입니다. 그런 여러 원인 중에 자신의 가려움증의 원인을 찾아내야 합니다.

가려움증의 원인은 매우 다양합니다. 설마 이런 것이 가려움증을 일으킬까 생각될 정도로 예상하기 힘든 원인도 있습니다. 1가지 원인이 아니라 여러 원인이 복합적으로 작용하여 가려움증을 일으킬 수도 있습니다.

가장 흔한 가려움증의 원인은 '피부의 노화'입니다. 나이가 들수록 피부가 가려워집니다. 흔히 나이가 들면 등 긁어줄 사람이 필요하다는 말을 합니다. 나이가 들어 할머니, 할아버지가 되면 피부가 그만큼 더 가려워진다는 이야기일 것입니다. 왜 나이가 들수록 피부가 가려워질까요? 이 책 47~49쪽에서 그 이유를 자세히 설명합니다. 그 이유를 알면 나이가 들어도 피부가 가렵지 않게 만들 수 있습니다.

복용 중인 '약물의 부작용'으로 가려움증이 생기기도 합니다. 몸이 아프면 약을 먹어 치료합니다. 그러나 우리가 먹는 약 중에는 부작용으로 인해 가려움증을 유발하는 것들이 상당히 많습니다.

또한 건강을 위해 매일 복용하는 비타민 같은 '영양제나 건강기능식품'이 가려움증을 유발할 수도 있습니다. 이는 몸에 들어온 성분이 면역 반응이나 염증 반응을 일으키면서 가려움증이 생기는 것입니다. 대다수 사람들에게는 문제가 없는 성분이 일부에게는 알레르기를 유발하여 가려움증을 일으키는 것이죠.

따라서 가려움증으로 오랜 기간 고생해 온 사람들은 약물, 영양제, 건강기능식품 복용에 신중을 기하는 것이 좋습니다. 꼭 필요하지 않다면 당분간 중단하는 것이 좋겠지요.

'피부질환'이 있는 경우에도 피부가 가려울 수 있습니다. 또한 간질환, 신장질환, 갑상선질환, 당뇨병 등의 '내과질환'이 있어도 가려움증이 생길 수 있습니다. 우울증, 강박증 등의 '정신질환'이 있거나, 정서불안, 심리불안, 스트레스가 심한 경우에도 가려움증이 생길 수 있습니다.

자신의 건강 상태를 항상 체크하고 혹시 자신도 모르는 사이에 몸에 이상이 생기지 않았는지 1년에 1회 건강검진을 꼭 받아보는 것이 좋습니다. 만약 가려움증을 유발할 수 있는 병이 생겼다면 반드시 치료해야 합니다.

다시 한 번 강조합니다. 가려움증의 원인은 매우 다양합니다. 가려움증이 생겼다면 반드시 그 원인이 있을 것입니다. 원인을 제거하지 않고 가려움증을 치료하기란 거의 불가능합니다. 따라서 이 책에 자세히 기술해 놓은 가려움증의 원인 중에서 자신의 가려움증의 원인은 무엇일지 꼭 찾아보기 바랍니다.

▶ 이것만은 꼭

1. 자신의 가려움증의 원인을 반드시 찾아야 합니다.
2. 가려움증의 원인은 매우 다양하며 둘 이상의 원인이 복합적으로 가려움증을 유발하기도 합니다.

4. 가려움증은 크게 3가지로 분류할 수 있습니다

가려움증이 생기는 원인은 매우 다양합니다. 피부과 의사들은 가려움증의 원인을 크게 3가지로 구분하고, 그에 따라 가려움증을 3개 군으로 분류하고 있습니다. 이렇게 가려움증의 원인을 크게 분류하는 이유는 그렇게 하면 그 안에서 세부적으로 가려움증의 원인을 규명하기 쉽기 때문입니다. 이렇게 체계적으로 접근하면 가려움증의 원인을 밝혀내기가 용이합니다.

가려움증의 원인은 다음과 같이 크게 3가지로 구분합니다. 첫 번째 원인은 피부에 생긴 문제입니다. 두 번째 원인은 피부의 문제가 아닌 다른 질환입니다. 즉, 피부에 근본적인 문제가 있느냐 없느냐가 가려움증 분류의 중요한 기준입니다. 세 번째 원인은 만성적으로 긁는 행위로, 긁는 행위 자체가 가려움증의 원인입니다.

1그룹:
피부 문제가 원인

1그룹에 속하는 가려움증은 노화에 따라 피부가 건조해지면서 가려운 경우나 약물 부작용으로 피부에 발진이 생기고 가려움증이 생긴 경우, 각종 피부질환이 발생하여 가려움증이 생긴 경우입니다. 이처럼 피부에 발생한 문제가 가려움증의 직접적인 원인으로 작용하는 경우를 1그룹 가려움증으로 분류합니다. 피부 건조증, 노인성 가려움증, 약물 부작용에 의한 가려움증, 각종 피부질환에 의한 가려움증 등이 여기에 속합니다.

2그룹:
피부 외 질환이 원인

2그룹에 속하는 가려움증은 피부에는 눈으로 관찰되는 병변이나 발진이 없고 건조한 증상도 없는데 가려움증이 있는 경우입니다. 이는 주로 당뇨병, 신장질환, 간질환, 갑상선질환, 혈액질환 같은 내과질환이 있거나, 약물 부작용인데 피부발진은 없이 가렵기만 하거나 신경질환이나 정신질환이 있는 경우입니다.

3그룹:
긁는 행위가 원인

3그룹에 속하는 가려움증은 계속 긁는 행위 때문에 생기는 가려움증입니다. 처음에는 사소한 원인으로 가려움증이 시작되었지만 가려움증을 참지 못하여 계속 긁거나 참을 만한 가려움증인데도 긁는 습관이 생긴 상태로, 긁는 행위 자체가 가려움증을 유발하는 원인이 된 경우입니다. 만성적으로 긁어서 피부가 두꺼워지고 피부가 튀어나오는 병변이 생기며 계속 가렵습니다. 긁어서 생기는 가려움증이 심한 피부질환들로는 양진, 만성단순태선 등이 있습니다. 이 질환들에 대해서는 104~106쪽에서 자세히 설명하겠습니다.

각 그룹에 속하는 가려움증을 흔히 유발하는 원인은 그룹마다 차이가 있습니다. 그 원인은 매우 다양하나, 다음에 설명하는 원인들이 대부분을 차지합니다. 잘 읽어보고 자신의 가려움증의 원인은 무엇일지 찾아보기 바랍니다.

> ▶ **이것만은 꼭**
>
> 가려움증은 원인에 따라 크게 3가지로 분류합니다.
> 1. 피부의 병적인 변화 때문에 생긴 가려움증
> 2. 피부의 문제가 아닌 다른 질환 때문에 생긴 가려움증
> 3. 만성적으로 긁는 행위 때문에 생긴 가려움증

5. 건조한 피부가 원인입니다

건조한 피부가
가려움증을 유발합니다

건조한 피부는 가장 흔하고 중요한 가려움증의 원인입니다. 그러나 대부분의 환자들은 건조한 피부가 자신을 괴롭히는 가려움증의 원인이라는 사실을 알지 못합니다. 건조한 피부가 가려움증을 유발한다고 설명하면 못 믿겠다는 표정으로 "그래요?"라고 반문합니다.

실제로 피부가 건조하기 때문에 가려움증이 생기는 질환들이 많습니다. 대표적으로 건조성 피부염, 노인성 가려움증, 아토피피부염 등에서 건조한 피부가 가려움증을 유발합니다.

만성 신장질환이나 만성 간질환, 당뇨병 때문에도 피부가 건조해지고 가려울 수 있습니다. '건조한 피부는 곧 가려움증이다'라고 해도 무리가 없을 정도로 그 둘은 아주 밀접한 관련이 있습니다.

피부가 건조해지는 이유는 피부의 수분을 외부 환경에 빼앗기기 때문입니다. 우리 피부는 정상적인 상태일 때 두꺼운 기름막으로 덮여 있습니다. 피부세포가 기름을 만들어 세포 밖으로 분비하고 분비된 기름 성분들이 피부에 두꺼운 기름막을 형성합니다. 즉, 우리 몸 전체가 두꺼운 기름막에 둘러싸여 있는 것입니다.

정상 피부에서는 두꺼운 기름막이 존재하기 때문에 피부의 수분이 기름막을 뚫고 증발할 수가 없습니다. 그러면 피부는 건조해지지 않고 보습이 잘되어 건강한 상태를 유지하게 됩니다. 피부에 존재하는 기름막을 기능적으로 이해하기 쉽게 '피부장벽'이라고 부릅니다. 피부장벽이 피부의 수분을 잘 유지시키고 있는 것입니다.

그러나 기름막이 정상적으로 형성되지 않거나 손상되면 피부의 수분이 밖으로 쉽게 소실됩니다. 그러면 피부가 건조해집니다.

가려움증의 원인인 피부 건조를 일으키는 요인들은 다양합니다. 47~57쪽에서 설명하는 피부가 건조해지는 원인을 잘 이해하고 피부가 건조해지지 않게 노력해야 합니다. 피부를 건조하지 않게 유지하면 피부 가려움증은 개선됩니다.

왜 피부가 건조하면
가려움증을 느낄까요?

① 피부가 건조하면 표피 안으로 신경이 뚫고 들어오므로 가렵습니다

정상적인 상태일 때 피부의 감각신경은 진피 내에만 존재하며, 피부의 가장 바깥층인 표피 내에는 존재하지 않습니다. 그러나 피부가 건조해지면 표피세포가 신경 증식을 유도하는 물질을 생산합니다. 신경 증식을 유도하는 물질은 신경성장인자(Nerve Growth Factor, NGF)라고 합니다. 신경성장인자가 많아지면 신경이 표피 내로 성장해서 들어옵니다.

표피 내에 감각신경이 많아지면 약한 자극에 의해서도 심한 가려움증을 느끼게 됩니다. 가려워서 자꾸 긁으면 신경성장인자가 더 많이 만들어져서 표피 안으로 신경이 더 많이 증식해서 들어오고, 그러면 가려움증을 더 느끼게 됩니다.

요약하면, 피부가 건조하면 표피 안으로 신경이 자라 들어오고 작은 자극에도 쉽게 가려움증이 시작되며 심한 가려움증을 느끼게 됩니다. 그러면 더 긁게 되고, 더 가려워지는 악순환이 반복됩니다.

② 피부가 건조하면 가려움증 유발물질이 증가하므로 가렵습니다

피부는 건조해지면 건조해지지 않기 위한 노력을 합니다. 그중 하나로 피부세포들이 사이토카인(Cytokine)이라는 다양한 물질들을 만듭니다. 문제는 이들 사이토카인 중 일부 물질들은 가려움증 유발물질로 작용한다는 점입니다. 건조함이 심한 피부일수록 더 많은 가려움증 유발물질을 만듭니다. 생성된 가려움증 유발물질은 피부 진피와 표피에 존재하는 신경을 자극하여 가려움증을 일으킵니다.

대표적인 가려움증 유발물질 2가지가 TSLP와 IL-31입니다. 이 두 물질은 신경을 자극하여 가려움증을 증폭시키는 작용을 합니다. 최근에는 이 물질들의 작용을 억제하는 약물들이 개발되고 있습니다.

한편, 만성적으로 피부가 건조한 상태에서는 더 자주 긁게 되고 긁는 자극에 의해서 가려움증 유발물질들이 더 많이 만들어져서 가려움증을 더 심하게 느끼게 됩니다. 긁는 자극이 피부세포에서 가려움증 유발물질을 많이 만들고 염증 반응을 유발시켜 염증세포들이 가려움증 유발물질을 많이 생성하기 때문에 더 가려워집니다.

③ 망가진 피부장벽으로 침투한 자극물질로 인해 가렵습니다

정상 피부는 두꺼운 기름막으로 구성된 피부장벽이 잘 유지되어 있기 때문에 피부가 건조하지 않을 뿐 아니라 피부 안으로 외부 자극물질이나 세균이 들어올 수가 없습니다.

그러나 건조한 피부는 피부장벽이 손상되어 있기 때문에 손상된 피부장벽 틈으로 수분이 증발하여 피부가 건조해집니다. 또한 망가진 피부장벽 틈새를 통해 외부 환경으로부터 자극물질이나 세균들이 피부 안으로 침투합니다. 그리고 자극물질이나 세균은 피부 속에서 신경을 자극하여 가려움증을 유발합니다. 또한 자극물질이나 세균은 피부세포에서 가려움증을 일으키는 사이토카인의 합성을 증가시켜서 가려움증이 더욱 심해집니다.

④ 피부가 건조하면 피부 산도가 올라가기 때문에 가렵습니다

피부의 정상 산도는 약산성인 pH 5~5.5인데, 피부장벽이 손상되면 산도가 올라갑니다. 피부의 산도가 올라가면 표피에 존재하는 신경을 자극하여 가려움증을 유발하게 됩니다. 따라서 피부의 산도를 약산성으로 유지하는 것이 가려움증을 억제하는 데 중요합니다.

피부는 왜 건조해질까요?

① 피부는 노화되면 건조해집니다

나이가 들수록 피부도 노화됩니다. 그리고 피부는 노화되면 건조해집니다. 할아버지, 할머니들이 가려움을 호소하는 경우가 많은 이유입니다. 따라서 나이가 들어도 피부가 건조해지지 않게 관리해야 합니다.

우리 몸을 둘러싸고 있는 기름막을 피부장벽이라고 합니다. 젊은 사람의 피부 표피는 각질형성세포가 약 10개의 층을 이루고 있습니다. 각질형성세포는 아래층에서 위층으로 올라가면서 분화과정을 거칩니다. 분화과정이란 세포가 죽어가는 과정으로, 각질형성세포는 죽어서 각질로 변화하여 각질층을 형성합니다.

그 과정을 구체적으로 설명하면 이렇습니다. 각질형성세포는 죽기 전에 지질을 합성하여 세포 밖으로 분비합니다. 이렇게 분비된 지질 성분은 각질형성세포가 죽어 형성한 각질들의 사이를 채웁니다. 결국 피부의 가장 바깥 부분은 각질형성세포가 죽어서 만든 각질과 그 사이를 채우고 있는 지질 성분으로 구성됩니다. 이 부분을 각질층이라고 합니다.

각질형성세포가 죽어서 만든 각질과 그 사이를 채우고 있는 두꺼운 기름막이 피부의 수분이 밖으로 빠져나가지 않도록 잘 막아주어 피부가 건조해지는 것을 예방해 줍니다. 또한 외부에서 더러운 물질이 우리 몸으로 침투하는 것을 막아줍니다.

이처럼 피부의 가장 바깥층인 각질층은 우리 몸을 보호하는 중요한 장벽 역할을 합니다. 따라서 각질층을 피부장벽이라고 부릅니다. 피부는 각질과 그 사이를 채우는 두꺼운 기름막으로 피부장벽을 만들어 우리 몸을 보호하고 있다는 사실을 명심하기 바랍니다.

노화된 피부는 피부장벽 기능이 손상되어 건조해집니다. 나이가 들수록 피부도 자연히 노화됩니다. 표피를 형성하는 각질형성세포층이 10층 두께에서 5~6층 두께로 얇아지고, 결과적으로 각질형성세포가 죽어서 만드는 각질층의 두께가 얇아집니다. 그리고 각질형성세포가 지질을 만드는 능력도 감소하여 각질 사이를 채우는 지질 양이 적어지고 기름막의 두께도 얇아집니다.

이처럼 나이가 들수록 각질층이 부실해집니다. 결과적으로 각질층의 고유 기능인 우리 몸을 보호하는 피부장벽 기능이 감소됩니다.

노화된 피부는 지질을 잘 만들지 못하기 때문에 각질층의 기름막이 얇아지고 틈새가 생겨서 피부의 수분이 쉽게 증발되어 소실됩니다. 따라서 나이가 들수록 피부는 건조해집니다. 피부가 건조하면 가려워진다고 했습니다. 또한, 망가진 피부장벽 틈새로 외부에서 자극물질이 쉽게 침투하여 피부에 염증을 유발하고 피부가 가려워집니다.

노화된 피부세포가 지질을 못 만들어서 피부에 기름막이 없어지고 건조해지는 현상을 어떻게 해야 예방할 수 있을까요? 노화된 피부에 기름막을 두껍게 유지하는 노력이 필요합니다. 구체적으로 아래 3가지 노력을 해야 합니다.

첫째, 얼마 남아 있지 않은 기름막을 지켜내기 위해 노력해야 합니다. 이를 위해 올바른 목욕 습관을 배우고 실행하는 것이 중요합니다.

둘째, 피부가 지질을 못 만들기 때문에 지질 성분을 포함하고 있는 보습제를 마치 피부가 지질 성분을 만드는 것처럼 충분히 발라주어야 합니다.

셋째, 피부에서 수분을 빼앗아가는 환경을 피해야 합니다. 습도가 낮거나 온도가 높은 환경은 피부를 건조하게 만들므로 피하는 것이 좋습니다.

3가지 모두 실천하기 어렵지 않은 것들입니다. 일상생활에서 꼭 실천해야 합니다. 그 구체적 방법을 138~153쪽에 자세히 설명해 놓았으니 꼭 읽어보고 따라 하기 바랍니다.

② 피부 산도가 올라가면 피부가 건조해집니다

정상 피부의 산도는 pH 5~5.5 정도의 약산성입니다. 그런데 나이가 들수록 피부의 산도가 pH 6 또는 7 정도의 알칼리 쪽으로 변화합니다.

피부에 존재하는 다양한 효소들의 기능과 효소들에 의해 조절되는 피부의 생리적 기능은 약산성 상태에서 가장 좋은 상태를 유지합니다. 그런데 나이가 들어 피부의 산도가 올라가면 피부에 존재하는 효소들이 제 기능을 못하게 됩니다. 피부에서 여러 중요한 작용을 하는 효소들의 작용이 감소하면 피부장벽 형성에 문제가 생기고 피부는 건조해집니다.

구체적으로 말하면, 각질형성세포의 분화과정에 관여하는 효소의 기능이 감소하고, 피부의 지질을 만드는 효소들의 기능도 감수하여 각질층이 제대로 만들어지지 못합니다. 각질층이 제대로 만들어지지 못하면 피부장벽의 기능이 감소합니다. 그 결과 피부의 수분이 외부로 더 많이 소실되기 때문에 피부는 건조해집니다.

또한, 피부의 산도가 변화하면 변화된 산도 차이가 표피에 존재하는 감각신경을 자극하여 가려움증을 유발합니다. 즉, 정상 피부 산도인 약산성에서는 감각신경을 자극하지 않으나, 산도가 알칼리 쪽으로 올라가면 산도가 변화하는 과정에서 감각신경을 자극하게 되어서 가려움증을 유발합니다.

따라서 피부 산도를 약산성으로 유지하는 것이 가려움증을 억제하기 위해서 꼭 필요합니다. 피부 산도를 약산성으로 유지하기 위해서는 샤워할 때 약산성의 클렌저를 사용하는 것이 좋습니다. 그리고 보습제도 약산성을 선택하여 자주 발라주는 것이 도움이 됩니다. 이와 관련해서는 141~142쪽과 144~147쪽에서 자세히 설명하겠습니다.

③ 폐경이 되면 피부가 건조해집니다

여성의 경우 48세에서 52세 사이, 평균 50세 전후로 폐경을 겪게 됩니다. 폐경 후에는 피부가 건조해집니다. 그리고 가려워지는 현상이 증가합니다. 이는 여성 호르몬인 에스트로겐의 감소가 원인입니다. 폐경이 되면 여성 호르몬의 합성이 중단되어 혈중 에스트로겐 농도가 감소합니다.

에스트로겐이 감소하면 피부세포의 지질 합성이 감소합니다. 지질 합성이 감소하면 피부장벽의 기름막 형성이 부실해집니다. 결과적으로 피부장벽의 기능이 감소하고 피부의 수분 소실이 증가합니다. 그러면 피부가 건조해지고 가려움증이 심해집니다. 결국, 여성 호르몬인 에스트로겐이 부족하여 피부가 건조해지는 것입니다.

이처럼 여성의 경우, 50세가 넘으면 폐경이라는 생리적 현상으로 인해 피부가 더 건조해지고 몸이 더 가려워지므로 피부 건조 예방을 위해 남성보다 더 노력해야 합니다.

④ 때를 밀면 피부가 건조해집니다

피부의 가장 바깥층은 각질층입니다. 각질층은 죽은 각질형성세포들로 이루어진 각질과 각질 사이를 지질 성분이 채우고 있는 구조입니다. 각질층은 피부에서 떨어져 나가기 바로 직전의 죽은 세포들인 각질로 구성되어 있기 때문에 피부에 아주 살짝 붙어 있습니다. 따라서 때수건으로 살짝 밀거나 손으로만 밀어도 쉽게 떨어져 나갑니다. 때를 밀거나 비누 거품을 낸 샤워 타월로 피부를 문지르면 피부에 살짝 붙어 있는 각질층이 쉽게 벗겨집니다.

각질층이 벗겨지면 각질층 사이를 채우고 있는 기름 성분도 같이 제거되기 때문에 피부의 기름막이 없어집니다. 그러면 피부장벽 기능이 손상을 받게 되고 피부의 수분이 외부로 쉽게 발산되어 피부가 건조해집니다.

그러면 때는 어떻게 할까요? 먼저 때가 무엇인지 이해해야 합니다. 때는 일상생활을 하면서 더러운 환경으로부터 피부에 묻는 먼지, 오염물질, 세균, 바이러스 등을 말합니다. 이런 것들이 피부에 계속 붙어 있으면 염증을 일으키거나 감염을 일으킬 수 있어서 피부에 붙어 있는 오염물질이나 균은 깨끗이 제거해야 합니다.

때는 흐르는 물이나 비누 거품으로 살짝 닦아주면 쉽게 제거할 수 있습니다. 피부에 묻어 있는 먼지, 오염물질, 세균, 바이러스 같은 것들은 피부에 살짝 묻어 있는 것이므로 흐르는 물로만 닦아도 쉽게 없앨 수 있습니다. 물에 잘 닦이지 않는 기름기는 간단한 비누질로 쉽게 없앨 수 있습니다.

목욕탕에서 때를 미는 행위는 우리의 피부에 붙어 있는 오염물질이나 균을 제거하는 것 이상으로 피부장벽에 심각한 손상을 주는 행위입니다.

실험을 한번 해보죠. 한쪽 팔은 비누 거품으로 살짝 닦은 후에 때를 밀고, 반대쪽 팔은 비누 거품으로 닦지 않고 때를 밀어봅니다. 손바닥에 비누 거품을 내서 살짝 닦은 후에 때를 밀면 하얀색의 때가 돌돌 밀려 나올 것입니다. 반면에, 비누 거품으로 닦지 않은 피부의 때를 밀면 검은색의 때가 밀려 나올 것입니다. 이때 비누 거품으로 없어진 검은색 물질이 먼지, 오염물질, 균으로 생각되는 때입니다. 비누질에 상관없이 돌돌 밀려 나오는 것은 때가 아니라 우리 몸을 보호하고 있는 피부장벽인 각질층입니다.

때를 미는 것은 피부에 정상적으로 있어야 할 기름막인 각질층을 밀어내는 행위입니다. 각질층은 피부의 수분이 밖으로 빠져나가지 않도록 막아주어 피부가 건조해지는 것을 예방해 주고 더러운 물질이 우리 몸으로 침투하는 것을 막아주는 등 우리 몸을 보호하는 중요한 장벽 역할을 한다고 했습니다.

따라서 절대 때를 밀면 안 됩니다. 손바닥에서 비누 거품을 내서 살살 피부를 닦아주는 것만으로 피부에 붙어 있는 먼지, 오염물질, 균들을 충분히 제거할 수 있습니다.

절대로 때를 밀거나 샤워 타월로 피부를 문지르면 안 됩니다. 이런 행동은 피부과 의사들은 결코 하지 않는 행동입니다. "절대로 때를 미시면 안 됩니다"라고 얘기하면 거의 모든 환자들이 이렇게 대답합니다.

"때를 밀어야 시원한데요."

"어떻게 때를 안 밀어요. 더럽게."

저는 피부과 의사가 된 후로 한 번도 때를 밀지 않았습니다. 때를 밀면 피부가 건조해지고 피부 건강도 나빠진다는 사실을 잘 알기 때문입니다.

요약하면, 때를 밀면 피부가 건조해집니다. 때를 민다는 것은 피부에 기름막을 형성하고 있는 각질층을 밀어내는 행위입니다. 샤워타월로 피부를 문지르는 행위도 마찬가지입니다. 절대로 해서는 안 됩니다. 때를 미는 것은 결국 피부의 기름막을 없애는 행위이기 때문에 피부는 건조해지고 가려워집니다.

특히, 나이가 들수록 피부세포가 지질을 만드는 능력이 감소하여 기름막이 얇아지고 피부가 더 건조해집니다. 그런데 가뜩이나 얇아져 있는 기름막을 밀어 없애면 피부는 한층 더 건조해지고 심한 가려움증이 생깁니다. 따라서 나이가 들수록 절대로 때를 밀면 안 됩니다.

⑤ 비누질을 자주, 오래 하면 피부가 건조해집니다

요즘은 하루 한 번 샤워를 하는 경우가 대부분입니다. 아침, 저녁으로 하루 두 번 샤워를 하는 사람들도 있습니다. 그러나 비누는 피부를 감싸고 있는 기름막에 손상을 줍니다. 비누는 기름을 녹여내기 때문입니다. 음식을 먹고 난 후에 기름기가 묻어 있는 손이나 그릇을 비누나 세척제를 사용하여 닦는 것도 그런 이유에서입니다.

샤워 타월에 거품을 내어 몸의 구석구석을 힘을 다해 문지르는 사람들도 많습니다. 그렇게 하면 비누가 피부의 기름을 녹여내는 작용을 할 뿐 아니라 샤워 타월이 물리적으로 각질층을 밀어내기 때문에 각질층의 손상은 2배가 됩니다.

코로나19를 예방하기 위해 비누로 손을 자주 닦으라는 이유는 비누가 코로나19바이러스의 세포막을 구성하는 지질 성분을 녹여서 균을 죽이기 때문입니다. 여기에서 알 수 있듯 비누는 피부장벽을 구성하고 있는 지질을 녹여내기 때문에 결과적으로 피부를 보호하는 기름막을 파괴하게 됩니다. 그러면 피부의 수분이 빠져나가서 피부가 건조해집니다.

따라서 샤워할 때는 비누를 자주 사용하지 않는 것이 좋습니다. 그리고 샤워를 너무 오래 하는 것도 좋지 않습니다. 위에서 말했듯 샤워 타월에 거품을 내서 피부를 박박 문지르는 것도 좋지 않습니다. 올바른 방법은 손바닥에 비누 거품을 내서 항문 주위, 겨드랑이 등 균이 성장할 수 있다고 생각되는 부분만 살짝 발라주는 정도로 닦아주는 것입니다.

비누 선택도 중요합니다. 고형 비누는 알칼리 산도이기 때문에 사용하지 않는 것이 좋습니다. 대신 약산성의 클렌저를 사용하는 것을 권합니다. 피부의 정상 산도는 앞서 말했듯 pH 5~5.5 정도의 약산성입니다. 피부의 산도를 항상 그 정도로 유지하는 것이 중요합니다. 알칼리 산도의 고형 비누를 사용하면 피부의 산도가 알칼리 쪽으로 올라가면서 더 건조해집니다. 따라서 약산성 클렌저로 손바닥에 거품을 낸 후에 피부에 살짝 바르고 흐르는 물로 샤워를 하는 것이 올바른 방법입니다.

⑥ 습도가 낮으면 피부가 건조해집니다

가려움증은 겨울철에 심해집니다. 실제로 겨울철만 되면 가려움증 때문에 서울대학교병원 피부과를 찾는 환자 수가 급증합니다. 그 이유가 무엇일까요? 겨울철의 대기 습도가 여름철에 비해서 낮기 때문입니다. 우리나라는 겨울철에 대기가 건조합니다. 실내 습도도 당연히 겨울철이 여름철에 비해서 매우 낮습니다. 대기가 건조하면 피부에 있는 수분을 더 빼앗아가기 때문에 피부가 많이 건조해집니다.

집 안이 건조하면 빨래가 잘 마릅니다. 여름 장마철 다습할 때보다 대기가 건조한 겨울철에 빨래 말리기가 더 쉽습니다. 피부도 마찬가지입니다. 피부도 습도가 낮으면 더 건조해집니다. 따라서 피부는 여름철보다 겨울철에 더 건조해집니다. 겨울철에 피부 건조증 환자와 가려움증 환자가 급증하는 이유입니다.

습도가 낮은 건조한 환경에서는 피부가 건조해지기 쉬우므로 집안 및 사무실의 습도를 높이는 것이 좋습니다. 또한 아파트는 단독주택보다 더 건조해지기 쉽습니다. 겨울철에는 아파트의 실내 습도가 20퍼센트 이하로 떨어지기도 합니다. 가습기를 틀어놓는 등 습도를 높일 수 있는 방법을 강구하여 항상 습도를 50퍼센트 정도로 유지하는 것이 좋습니다.

⑦ 실내 온도가 높으면 피부가 건조하고 가려워집니다

건강에 좋은 실내 온도는 섭씨 20도 정도입니다. 겨울에는 약간 춥게 느껴질 수도 있지만 내복을 입더라도 실내 온도는 20도 정도로 맞추는 것이 좋습니다. 실내 온도가 높으면 피부가 건조해지고, 그러면 가려움증을 느끼기가 더 쉬워집니다. 뜨거운 바람이 나오는 난방기를 쓰거나 난로를 사용하여 실내 온도가 올라가면 상대적으로 실내 습도는 낮아집니다. 실내 습도가 낮아지면 앞에서 설명한 것처럼 피부가 건조해지고 가려움증이 심해집니다.

특히, 잘 때 이불 속 온도가 높으면 피부가 쉽게 가렵습니다. 전기요를 깔고 온도를 높여 이불 속에 들어가면 피부가 쉽게 가려워집니다. 따라서 전기요 사용을 피하고 이불 속 온도가 높아지지 않도록 하는 것이 가려움증 완화에 도움이 됩니다.

이불 속 온도가 높으면 피부 온도가 올라갑니다. 피부 온도가 높아지면 피부의 모세혈관들이 확장되며 혈류량이 늘어 혈액이 피부로 많이 모입니다. 증가된 혈류를 타고 염증세포가 가려운 부위와 염증이 있는 부위로 더 많이 모입니다. 그리고 모여든 염증세포는 가려움증을 유발하는 물질을 더 만듭니다. 결과적으로 온도가 올라가면 피부에 염증과 가려움증이 심해집니다.

따라서 실내 온도는 건강에 좋은 온도인 섭씨 20도 정도로 유지하고, 잘 때는 전기요를 사용하거나 난방을 너무 덥게 하고 자는 것을 피해야 합니다. 감기에 걸리지 않도록 내복을 입고 시원한 환경에서 자는 것이 피부 건강에도 좋습니다.

1. 건조한 피부가 가려움증을 유발합니다.
   ① 건조한 피부는 가려움증의 주 원인입니다.
   ② 피부 기름막이 망가지면 건조해집니다.

2. 왜 피부가 건조하면 가려움증을 느낄까요?
   ① 건조한 피부의 표피 내에 감각신경이 생성되기 때문에 가렵습니다.
   ② 건조한 피부세포들이 가려움증 유발물질을 만들기 때문에 가렵습니다.
   ③ 망가진 피부장벽 틈으로 자극물질이 들어와 가려움증을 유발합니다.
   ④ 피부 산도가 올라가서 신경을 자극하기 때문에 가렵습니다.

3. 피부는 왜 건조해질까요?
   ① 피부가 노화되면 건조해집니다.
   　　－ 나이가 들수록 피부 각질층이 얇아지기 때문입니다.
   　　－ 나이가 들수록 피부 기름막이 얇아지기 때문입니다.
   　　－ 피부장벽이 손상되고 수분 소실이 증가하기 때문입니다.
   　　－ 보습제를 발라주고 건조한 환경을 피해야 합니다.
   ② 피부 산도가 올라가면 피부가 건조해집니다.
   　　－ 피부 산도가 올라가면 각질층이 제대로 만들어지지 못합니다.
   　　－ 피부 산도 변화가 직접 감각신경을 자극하여 가려움을 유발합니다.
   　　－ 피부를 약산성으로 유지하는 것이 중요합니다.
   ③ 폐경이 되면 피부가 건조해집니다.
   　　－ 여성 호르몬인 에스트로겐의 감소로 인해 피부 지질 합성이 감소합니다.
   　　－ 그 결과 기름막 형성이 부실해지고 피부장벽 기능이 감소합니다.
   ④ 때를 밀면 피부가 건조해집니다.
   　　－ 때를 미는 것은 피부의 기름막인 각질층을 제거해서 피부를 건조하게 만드
   　　　는 행위입니다.
   　　－ 때를 미는 것은 물론, 샤워 타월로 피부를 문지르는 것도 절대로 해서는 안
   　　　됩니다.

⑤ 비누질을 자주, 오래 하면 피부가 건조해집니다.

　－ 비누 거품이 피부 기름막을 녹여내기 때문입니다.

　－ 샤워 타월로 세게 문지르는 행위도 각질층을 손상시킵니다.

　－ 약산성 클렌저를 사용하는 것이 좋습니다.

⑥ 습도가 낮으면 피부가 건조해집니다.

　－ 건조한 환경에서 피부는 더 건조해집니다.

　－ 실내 습도를 50퍼센트 이상으로 유지하는 것이 좋습니다.

⑦ 실내 온도가 높으면 피부가 건조하고 가려워집니다.

　－ 적정 실내 온도는 섭씨 20도 전후입니다.

　－ 실내 온도가 높으면 피부가 건조해지고 가려워지기 쉽습니다.

　－ 이불 속 온도가 올라가면 피부가 쉽게 가려워집니다.

6. 복용 중인 약물이 원인일 수 있습니다

약의 부작용으로 인한
가려움증이 흔합니다

우리가 병을 고치기 위해 먹는 약에는 반드시 부작용이 있습니다. 약 설명서를 보면 수많은 부작용이 적혀 있습니다. 그중에 발진이나 가려움증 등 피부 부작용을 흔히 보게 됩니다.

약을 먹고 피부발진이 생기면 당연히 약의 부작용이 아닐까 의심할 수 있습니다. 그러나 약물에 의해 피부발진은 생기지 않고 가려움증만 생기는 경우도 있습니다. 피부발진 없이 가려움증만 생기는 확률이 5퍼센트 정도 됩니다. 약에 의해 피부 부작용이 생긴 100명 중에 95명은 피부발진이 생기지만, 5명은 피부발진 없이 가려움증만 생긴다는 뜻입니다. 가려움증만 생기는 경우에는 현재 복용하고 있는 약이 가려움증의 원인이라는 것을 의심하기 매우 어렵습니다.

나이가 들수록 복용하는 약의 종류가 많아집니다. 혈압약, 당뇨약, 심장약 등 하루에 복용하는 약의 개수가 점점 늘어납니다. 약은 대부분의 사람들에게는 부작용 없이 병을 치료하고 건강을 유지하는 데 도움을 주지만, 일부 사람들에게는 다양한 부작용을 유발할 수 있다는 사실을 알아야 합니다. 약이 주는 이득과 약이 주는 부작용을 따져보고 이득이 부작용보다 훨씬 클 때는 부작용의 위험성에도 복용하는 것이 옳지만, 심한 부작용이 생긴다면 복용을 중지해야 합니다.

제약 회사에서 약을 만들 때는 유효한 약 성분뿐만 아니라 약의 제형을 안정적으로 만들거나 복용하기 편하게 만들어주는 여러 가지 화학 성분을 첨가합니다. 그래서 완제품 약에는 여러 보조 물질이 들어가 있습니다. 이 중 어떤 물질이 특정 사람에게 알레르기 반응을 유발할 수 있습니다. 그러면 피부발진과 함께 가려움증이 일어나고, 간혹 피부발진이 생기지 않으면서 가려움증이 발생합니다.

이론적으로는 모든 약물이 가려움증의 원인일 수 있습니다

약을 먹기 시작하고 수일, 수주, 또는 1~2개월 내에 가려움증이 발생할 수 있습니다. 이론적으로는 모든 약이 가려움증을 유발할 수 있습니다. 혈압약, 부정맥약, 항응고제, 당뇨약, 고지혈증약, 항생제, 항말라리아제, 우울증약, 간질약, 통풍약, 소염제, 진통제, 마약류 진통제, 피임약, 항암제 등 거의 모든 약이 가려움증을 유발할 확률이 있습니다. 그러나 어떤 약이 얼마의 확률로 가려움증을 유발할지 정확히 말하기는 어렵습니다. 그 이유는 약을 대상으로 가려움증의 부작용 빈도를 조사하기가 매우 어렵기 때문입니다.

약에 의해 가려운 경우, 대개는 약을 중지하면 며칠 내에 가려움증이 사라질 수 있지만, 때로는 1~2개월 후에나 가려움증이 좋아집니다. 약을 중지했는데 바로 가려움증이 좋아지지 않는 경우에는 약이 원인이 아니라고 결론을 내리는 오류를 범하기도 합니다.

약물 복용을 일시적으로 중단할 필요가 있습니다

따라서 자신이 현재 복용하는 약들 중 하나가 가려움증을 유발하는 원인일 가능성이 있다는 사실을 반드시 기억해야 합니다. 그리고 가려움증으로 고생하고 있다면 복용하는 약물 중에서 몇 달 정도 중단해도 큰 문제가 없을 약물들은 중지하는 것이 좋습니다. 어떤 약이든 가려움증의 원인일 가능성이 있기 때문입니다.

단, 약을 함부로 끊었다가 현재 앓고 있는 질환의 증상이 심해지면 곤란해질 수 있으므로 반드시 약을 처방한 의사와 상의해야 합니다. 약을 처방한 의사에게 가려움증이 심하며, 처방 받은 약 중에서 원인이 있을 수 있으므로 3개월 정도 복용하지 않아도 문제가 없는 약을 중지해 달라고 요청하는 게 좋습니다. 약을 끊을 수 없다면 비슷한 효능의 다른 약으로 임시로 교체하는 것도 좋은 방법입니다.

자신이 먹고 있는 약이 현재 앓고 있는 질환 치료에 꼭 필요한 핵심적인 약인지, 아니면 꼭 필요하지는 않지만 조금 도움이 될 것 같아서 먹는 약인지를 구분해야 합니다. 꼭 필요한 약은 복용해야 하지만, 보조적으로 사용하는 약은 몇 달 정도는 복용을 중지할 필요가 있습니다. 복용하고 있는 약 중에 가려움증을 유발하는 약물이 있을 수 있기 때문입니다.

꼭 필요한 약도 가려움증을 유발한다고 의심이 된다면 같은 효능을 가지고 있는 다른 계열의 약으로 교체하는 것이 좋습니다. 약을 중지하거나 교체하고 2~3주 후부터 가려움증이 많이 좋아진다면 그 약으로 인해 가려움증이 생겼을 가능성이 높습니다.

> ▶ **이것만은 꼭**
>
> 1. 약물 부작용으로 가려울 수 있습니다.
> 2. 현재 복용 중인 약물 중 필수가 아닌 약은 일시적으로 중단할 필요가 있습니다.
> 3. 필수적인 약물이라도 가려움증 유발이 의심된다면 같은 효능의 다른 계열 약으로 교체하는 게 좋습니다. 이때 반드시 의사와 상담해야 합니다.

7. 영양제나 건강기능식품이 원인일 수 있습니다

　요즘은 많은 사람들이 건강해지기 위해, 면역력을 키우기 위해, 피로를 예방하기 위해, 혈액순환을 개선하기 위해 영양제나 건강기능식품을 매일 복용합니다. 건강에 좋다고 하면 과학적 근거가 얼마나 있는지는 따져보지도 않고 너무 많이 복용하고 있는 것 같습니다. 우리 몸에 꼭 필요한 영양 성분들을 사서 먹으라는 광고도 넘쳐납니다.

　영양제나 건강기능식품이 나쁘다는 것이 아닙니다. 복용하고 있는 영양제나 건강기능식품이 지금 고생하고 있는 가려움증의 원인일 수 있다는 얘기입니다. 영양제나 건강기능식품을 복용하고 얼마 지나지 않아 가려움증이 시작되었다면 이것들이 가려움증의 원인일 수 있으니 복용을 중단하는 것이 현명합니다.

제품 속에는 영양제나 건강기능식품의 유효 성분뿐 아니라 제조 과정에서 첨가할 수밖에 없는 다양한 성분들이 들어가 있습니다. 이러한 성분들이 어떤 사람에게는 알레르기 반응을 유발하여 가려움증을 일으킵니다. 심한 경우에는 피부발진까지 일으키기도 합니다.

앞에서 살펴본 것처럼 약 성분이 알레르기 반응으로 가려움증 등 피부 부작용을 유발하는 것과 동일하게 영양제나 건강기능식품에 들어가 있는 성분들도 부작용으로 가려움증을 유발할 수 있습니다. 따라서 가려움이 심하다면 복용 중인 영양제나 건강기능식품을 2~3개월 정도 중단하는 것이 좋습니다.

영양제나 건강기능식품 때문에 가려움증이 생기는 경우는 상당히 흔합니다. 가려움증으로 다른 병원에서 몇 달을 치료받다가 증상이 전혀 개선되지 않아서 서울대학교병원 피부과를 방문한 중년 남성 환자가 기억납니다. 가려움증의 원인을 찾기 위해서 몇 가지 질문을 한 결과, 몸에 좋다는 친구의 말을 듣고 수개월 전부터 새싹보리 분말을 먹은 이후 가려움증이 생겼다는 것을 알게 되었습니다. 혈액검사 결과를 보니 간 기능도 나빠져 있었습니다.

그래서 그 환자에게는 새싹보리 분말이 가려움증과 간 기능을 나쁘게 만들었을 가능성이 있다고 설명하고, 더 이상 새싹보리 분말을 먹지 말라고 했습니다. 그 결과 복용을 중단하고 2주 정도 지난 후부터는 가려움증이 거의 호전되었고 간 기능도 정상화되었습니다.

증상이 호전되어 마지막 진료를 보던 날, 그 환자가 새싹보리 분말 때문에 가려움증이 생겼으리라고는 꿈에도 생각을 못 했다면서 가려움증의 원인을 알려줘서 고맙다고 하던 기억이 생생합니다.

또 다른 기억나는 환자가 있는데, 혈액순환에 좋다는 건강기능식품에 의한 가려움증으로 고생하던 할머니였습니다. 물론 그 환자는 건강기능식품 때문에 몸이 가려울 수 있다는 생각은 전혀 못 하고 있었습니다. 건강기능식품이 가려움증의 원인일 수 있으므로 복용을 중단하라고 하자 손녀가 사준 것이라 미안해서 그럴 수 없다면서, 그게 원인이 아닐 수도 있지 않느냐고 했습니다. 그래서 2개월 정도 복용을 중지하고도 가려움증이 계속되면 그 후에 다시 복용하면 된다고 설득했습니다. 결과는 어땠을까요? 건강기능식품 복용을 중단한 지 2주 만에 가려움증이 거의 사라졌습니다.

이처럼 환자들은 몸에 좋다는 영양제나 건강기능식품이 가려움증의 원인일 거라고는 짐작조차 못 하는 경우가 많습니다. 따라서 일단 가려움증이 생겼다면 모든 영양제나 건강기능식품은 복용을 중단하는 것이 좋습니다.

> ▶ 이것만은 꼭
>
> 1. 영양제나 건강기능식품이 가려움증의 원인일 수 있습니다.
> 2. 가려움증이 생겼다면 영양제나 건강기능식품은 2~3개월 정도 복용을 중단하고 상태를 관찰하는 것이 좋습니다.

8. 음식도 가려움증을 일으킬 수 있습니다

특정 음식이 가려움증을 유발할 수 있습니다. 우리가 먹는 음식에 들어 있는 특정 성분이 어떤 사람에게는 알레르기 반응을 일으킬 수 있는 것입니다. 그러면 피부에 발진을 동반한 가려움증 혹은 발진 없는 가려움증이 생깁니다. 이럴 때 흔히 어떤 음식에 알레르기가 있다고 합니다.

어떤 사람은 계란 노른자를 먹으면 두드러기가 생기고 가렵습니다. 그렇다고 계란 노른자가 나쁜 것은 아닙니다. 단지 계란 노른자에 들어 있는 특정 성분이 그 사람과 맞지 않아 알레르기 반응을 유발하여 두드러기가 생긴 것입니다.

음식에는 다양한 단백질 등을 비롯한 여러 성분이 포함되어 있는데, 특정 성분이 특정 사람에게 피부발진이나 가려움증을 유발할 수 있습니다.

앞서 말했듯 피부발진은 유발하지 않고 가려움증만 유발하기도 합니다. 예컨대 어떤 사람은 새우를 먹으면 피부가 가려워집니다. 새우의 특정 단백질이 그 사람과 맞지 않아 알레르기 반응을 유발하고 가려움증을 일으키지만 피부발진은 유발하지 않은 경우입니다.

이론적으로는 모든 음식이 가려움증을 유발할 수 있습니다. 어떤 음식을 먹을 때마다 예외 없이 피부가 가려워진다면 그 음식에 들어 있는 특정 성분이 알레르기 반응을 일으킨다고 의심하고 그 음식을 피하는 것이 좋습니다.

닭백숙에 옻을 넣어 먹는 경우가 있습니다. 이런 음식을 옻닭이라고 하는데, 옻닭을 먹고 피부에 가려움증을 동반한 발진이 생기거나 피부발진은 생기지 않으나 가려움증이 생기는 경우가 있습니다. 옻은 잘 알려진 알레르기 유발 성분입니다. 옻 성분에 알레르기가 있는 사람은 옻을 만지거나 옻이 피부에 스치기만 해도 발진이 생깁니다. 이런 사람들이 옻 성분이 들어간 음식을 먹으면 전신에 가려움증이 일어납니다.

피부발진 없이 가려운 경우에는 옻닭이 가려움증의 원인일 수 있다는 것을 알기 어려울 수도 있습니다. 그러나 옻닭을 먹을 때마다 가려움증이 심해진다면 꼭 의심해 볼 필요가 있습니다.

최근에 제 진료실에 찾아온 한 환자는 옻닭을 먹을 때마다 가려움증이 심해졌다고 합니다. 처음에는 옻닭 때문에 가려워서 긁게 되었고, 나중에는 계속 긁는 자극 때문에 피부에 발진이 심하게 생겨서 가려움증이 더 심해졌다고 합니다.

진찰 후에 옻닭이 가려움증을 악화시키는 것이 아닌지 의심했고 이제 옻닭은 먹지 말고 가려워도 절대로 긁지 않도록 노력할 것을 당부했습니다. 그리고 약물로 가려움증을 조절했습니다. 그 결과 가려움증을 완치시킬 수 있었습니다.

▶ 이것만은 꼭

1. 음식에 들어 있는 특정 성분이 가려움증을 유발할 수 있습니다.
2. 먹을 때마다 가려움증이 생긴다면 그 음식은 피하도록 합니다.

9. 피부질환이 가려움증을 일으킬 수 있습니다

피부병이 생기면 가렵습니다. 붉은 발진이 생긴 피부에 가려움증이 발생합니다. 물론 가렵지 않은 피부질환들도 있으나, 많은 피부질환은 가려움증을 유발합니다. 특히 염증이 심한 염증성 피부질환은 많이 가렵습니다. 가려움증이 심한 염증성 피부질환으로 대표적인 것이 아토피피부염, 접촉피부염, 건조성습진, 화폐상습진 등입니다. 이 중에 아토피피부염, 건조성습진, 화폐상습진의 경우에는 피부가 매우 건조하며 건조한 피부가 가려움증을 더 악화시킵니다.

피부질환이 가려움증의 원인인 경우에는 어떤 피부질환인지 정확히 진단하고 제대로 치료하면 가려움증을 치료할 수 있습니다. 피부질환이 생기는 원인이 밝혀진 경우에는 원인을 제거하는 노력이 필요합니다. 원인이 밝혀지지 않은 경우에는 치료하면 좋아지긴 하지만 치료를 중단하면 재발하는 경향을 보입니다.

이 책에서 가려움증을 동반하는 모든 피부질환을 소개하는 건 어려울 것입니다. 그래서 가려움증이 심한 몇 가지 대표적인 피부질환을 소개하고자 합니다.

아토피피부염

① 아토피피부염이 증가하고 있습니다

아토피피부염은 만성 질환이며, 피부에 염증이 심한 염증성 피부질환입니다. 그리고 아토피피부염은 어린이들에게 매우 흔합니다. 최근에는 어린이 5명 중 1명이 아토피피부염을 가지고 있을 정도입니다. 최근 수십 년간 아토피피부염의 발생률이 계속 증가하고 있습니다.

아토피피부염은 어린이들의 삶의 질에 심각한 영향을 미칩니다. 특히 심한 가려움증 때문에 밤에 잠을 잘 자지 못하고 학교에서 공부하거나 집에서 숙제할 때도 집중을 하지 못하게 만듭니다.

아토피피부염이 많이 생기는 주요 원인은 과거보다 공해물질과 다양한 알레르기물질이 증가했기 때문입니다. 이런 물질들이 어린이들에게 알레르기 반응을 유발시켜 아토피피부염의 원인으로 작용합니다.

요즘은 아이들을 너무 깨끗하게 키우는 것도 아토피피부염의 증가 원인이라고 생각합니다. 깨끗하게 키우는 것이 무엇이 나쁘냐고 의아해할 수 있습니다. 과거에 환경이 위생적이지 못했던 시절에는 어린 나이에 많은 세균과 외부 물질에 접촉하여 면역력이 생겼습니다.

요즘 어린이들은 너무 깨끗한 환경에서 살기 때문에 그런 세균과 외부 물질에 접촉할 기회를 상실하고 있습니다. 그러면 어릴 때 그 물질에 대한 면역력이 형성되지 못한 채 나이를 먹게 됩니다. 어릴 때 외부 물질을 접하면 면역력이 생기지만 나이가 들어 접하면 알레르기 반응이 생겨서 아토피피부염이 발생할 수 있습니다. 예를 들어 땅콩에 알레르기가 있는 아이들이 많습니다. 땅콩을 처음 먹은 나이가 어릴수록 땅콩에 대한 알레르기가 덜 생긴다는 것이 임상 연구를 통해 증명되었습니다.

아이들을 너무 깨끗하게 키워 면역력이 형성되는 어린 시절에 알레르기 유발물질 접촉을 적게 하는 것은 아토피피부염 발생을 증가시키는 원인이 됩니다. 깨끗하게 키운 것이 아토피피부염을 증가시켰다는 사실은 믿기 어렵겠지만 사실입니다.

② 아토피피부염이 가려움증을 일으키는 이유는 무엇인가요?

아토피피부염의 두 가지 중요한 증상은 건조한 피부와 심한 가려움증입니다. 그런데 아토피피부염이 가려움증을 유발하는 이유는 무엇일까요?

첫째, 아토피피부염에 걸리면 피부장벽이 심하게 손상되기 때문에 가렵습니다. 피부장벽의 손상 때문에 피부의 수분이 쉽게 소실

72

되고 피부가 매우 건조해집니다. 우리 피부는 건조해지면 여러 가지 물질을 생산하여 건조한 상태를 개선하고자 노력합니다. 피부세포가 생산하는 여러 물질들이 피부를 덜 건조하게 만드는 작용을 하지만, 안타깝게도 생산된 물질 중의 일부는 피부에 염증을 일으키고 신경을 자극하여 가려움증을 유발합니다. 건조한 피부세포들이 생산한 물질들이 가려움증을 일으키는 것입니다.

아토피피부염의 가려움증에는 항히스타민제도 효과가 없는 경우가 많습니다. 그 이유는 히스타민 외에도 다른 물질들이 가려움증을 유발하기 때문입니다. 최근에 밝혀진 가려움증 유발물질이 몇 가지 있습니다. IL-31과 TSLP라는 물질, 또 CXCL10이라는 물질이 건조한 피부에서 많이 만들어져 아토피피부염의 가려움증에 중요한 역할을 하는 것으로 확인되었습니다.

둘째, 아토피피부염으로 인해 염증이 심한 피부에는 신경섬유가 증가하기 때문에 가렵습니다. 신경섬유가 원래 신경이 존재하지 않는 표피 안까지 뚫고 들어갑니다. 신경이 표피 안으로 들어가는 이유는 표피세포가 신경성장인자를 많이 만들어 신경섬유를 표피 안으로 유인하기 때문입니다.

표피 안에 신경이 존재하면 물리적 자극이나 화학적 자극에 의해서 쉽게 자극을 받습니다. 그러면 미세한 자극에 의해서도 아주 쉽게 가려움증을 느끼게 됩니다. 따라서 정상인에서는 가려움증을 유발하지 않는 경미한 자극에도 아토피피부염을 앓고 있는 어린이들은 심한 가려움증을 느낍니다.

아토피피부염을 치료하기 위해서는 피부가 건조하지 않도록 필요한 방법들을 총동원하여 치료하는 것이 제일 중요합니다. 피부장벽이 손상되어 피부가 건조해진 것이 아토피피부염의 주요 원인이기 때문입니다.

접촉피부염

접촉피부염은 외부로부터 피부에 접촉한 물질이 염증을 유발하여 생깁니다. 가려움증을 유발하며, 때로는 아주 심하게 가렵습니다. 접촉피부염이 생기는 기전은 2가지입니다.

첫 번째는 자극성이 강한 물질이 피부조직을 직접적으로 손상시켜 염증을 유발하는 경우이고, 두 번째는 자극성은 강하지 않지만 알레르기를 유발할 수 있는 물질이 피부 안으로 들어와 알레르기 반응을 일으켜 염증을 유발하는 경우입니다. 염증 정도에 따라 접촉피부염의 가려움증 성도가 결정됩니다.

정상 피부는 피부장벽이 잘 형성되어 있으므로 외부에서 자극물질이나 알레르기 유발물질이 피부장벽을 뚫고 피부 안으로 침투하기가 쉽지 않습니다. 그러나 피부장벽이 손상되면 외부 환경에 존재하는 자극물질이나 알레르기 유발물질이 피부 안으로 쉽게 들어옵니다. 피부장벽이 손상되어 있는 상태에서는 외부 물질이 쉽게 침투하여 염증 반응이나 면역 반응을 유발하기 때문에 접촉피부염이 더 쉽게 발생합니다. 피부장벽이 무엇인지에 대해서는 47~48쪽에서 자세히 설명했으니 읽어보기 바랍니다.

접촉피부염은 자극성 접촉피부염과 알레르기성 접촉피부염으로 나눌 수 있습니다.

정상 피부장벽이 존재하더라도 접촉한 물질이 피부장벽을 바로 손상시킬 만큼 강력한 자극물질이라면 접촉 즉시 피부장벽을 손상시킨 후에 피부 안으로 침투하여 자극성 접촉피부염을 유발합니다. 염산과 같은 강산이나 강한 화학물질이 피부에 접촉하는 경우로, 접촉 즉시 자극성 접촉피부염이 생깁니다.

반면에, 피부를 손상시키는 정도가 약한 자극물질은 반복적 접촉을 통해 조금씩 피부장벽을 손상시켜서 자극성 접촉피부염을 유발합니다. 비누, 알코올 등으로 손을 자주 닦아서 생기는 접촉피부염이 여기 해당합니다.

알레르기 유발물질들은 정상 피부장벽을 침투할 수 있을 정도로 크기가 작습니다. 그렇게 피부장벽을 뚫고 들어와 알레르기가 있는 특정 사람에게만 알레르기 면역 반응을 유발하여 접촉피부염을 일으킵니다. 이런 경우를 알레르기성 접촉피부염이라고 합니다.

① 자극성 접촉피부염

자극성 접촉피부염은 피부에 접촉되는 물질이 피부를 손상시켜서 염증이 발생하는 피부염으로, 충분한 농도로 충분한 시간 동안 접촉하면 누구에게나 생기는 피부염입니다.

예를 들어, 세제를 자주 사용하는 요리사나 주부, 그리고 손세정제로 손을 자주 닦는 의료인들은 세제나 알코올 성분이 피부장벽을 손상시켜서 손에 자극성 접촉피부염이 발생합니다. 누구나 그런 자극물질을 자주, 오래 사용하면 자극성 접촉피부염을 겪게 됩니다.

세제의 주 성분인 계면활성제와 알코올은 비교적 약한 자극성을 보입니다. 따라서 세제나 알코올에 의한 자극성 접촉피부염이 발생하는 데는 오랜 기간의 접촉이 필요합니다. 그러나 염산과 같은 강력한 자극물질은 바로 피부장벽을 손상시켜서 즉시 자극성 접촉피부염을 유발합니다.

자극성 접촉피부염이 발생하면 습진 증상이 생깁니다. 피부장벽이 손상되어 수분 소실이 일어나기 때문에 피부가 건조해지고, 염증이 심해지면 물집이 생기거나 피부가 갈라집니다. 심한 가려움증도 동반됩니다.

② 알레르기성 접촉피부염

반면에 알레르기성 접촉피부염은 어떤 물질에 알레르기가 있는 사람에게만 발생합니다. 예를 들어, 고무 성분에 알레르기가 있는 사람은 고무장갑을 끼면 알레르기성 접촉피부염이 생깁니다. 또는 향료에 알레르기가 있는 사람은 그 향료가 들어 있는 화장품을 사용하면 얼굴에 알레르기성 접촉피부염이 생깁니다. 알레르기성 접촉피부염의 증상도 자극성 접촉피부염과 마찬가지로 피부 건조와 물집, 심한 가려움증입니다.

③ 접촉피부염의 치료

접촉피부염의 치료에서 제일 중요한 것은 원인이 되는 자극물질이나 알레르기 유발물질을 피하는 것입니다. 자극성 접촉피부염이든 알레르기성 접촉피부염이든 원인 물질을 제거하면 습진도 좋아지고 가려움증도 좋아집니다.

전신이 가려운 환자 중에는 비누를 많이 쓰고 목욕을 너무 자주해서 발생한 자극성 접촉피부염 환자가 흔합니다. 이런 환자들은 전신의 피부장벽이 손상되어 있습니다. 전신의 피부장벽이 손상된 이유는 때를 밀거나 비누를 너무 오래 사용해서입니다.

손상된 피부장벽을 통해 수분이 빠져나가서 피부가 건조해지고, 손상된 피부장벽의 틈새를 통해 외부로부터 자극물질이 피부에 침투하여 염증을 악화시키기 때문에 피부가 가려워지는 것입니다. 목욕 습관이 나쁘고 비누라는 자극물질을 오래 사용하여 자극성 접촉피부염이 전신에 생긴 것입니다. 이런 사람들은 목욕이나 샤워의 빈도와 비누 사용을 줄이면 가려운 증상이 호전됩니다.

접촉피부염의 증상이 있을 때는 피부 염증을 억제하는 치료를 통해 가려움증을 완화시켜 줍니다. 긁으면 피부염이 더 심해지고 피부장벽 손상도 더 심해집니다. 따라서 치료를 받으면서 절대로 긁지 않도록 노력해야 합니다. 보습제를 규칙적으로 자주 발라주는 것도 좋습니다. 보습제는 피부장벽 유지에 도움을 주며 피부 염증을 예방하는 작용을 합니다.

건조성습진

피부가 건조하면 습진이 생깁니다. 왜 피부가 건조하면 습진이 생길까요? 그 이유는 다음과 같습니다.

우리 몸은 문제가 생기면 스스로 치유하는 능력이 있습니다. 피부도 마찬가지입니다. 피부가 찢어져 피가 나면 피부는 스스로 상처를 치유합니다.

피부세포는 상처를 인지하면 상처가 나서 죽은 세포들을 청소하고 찢어진 피부조직을 채우기 위해 세포들을 증식시키고 없어진 진피조직을 채우기 위한 콜라겐섬유 등 필요한 단백질을 만듭니다.

이런 일들을 수행하기 위해 피부세포는 여러 가지 물질을 합성하여 필요한 일을 합니다. 이때 피부가 생산하는 물질들이 앞에서 소개했던 사이토카인입니다. 사이토카인이라 불리는 다양한 물질들이 각자의 역할을 수행하면서 상처를 치유합니다.

그러나 사이토카인은 염증세포를 불러 모으는 작용도 하며 피부에 있는 감각신경을 자극하여 가려움증을 일으키기도 합니다. 따라서 상처가 스스로 치유되는 과정에서 피부에 염증이 생기고 가려워지는 증상이 나타나는 것입니다.

마찬가지로 피부는 건조해지는 문제가 생기면 이를 바로 인지하고 건조함을 방지하려는 노력을 스스로 시작합니다. 피부를 건조하지 않게 만들려면 각질층을 두껍게 만들어야 하고, 각질층에 지질성분을 더 만들어야 합니다. 이를 위해서 피부세포는 사이토카인을 만들어 일을 시작합니다.

그러나 사이토카인은 위에서 말했듯 염증을 유발하고 감각신경을 자극하여 가려움증을 일으키기도 합니다. 따라서 피부가 건조하면 반드시 피부에 염증이 생기고 가려움증이 생깁니다. 이처럼 건조한 피부 때문에 염증이 생긴 것을 건조성습진이라고 합니다.

건조성습진이 생기면 피부에 붉은 발진이 생기고 가려우며 심하면 진물이 나고 진물이 말라붙으면 딱지가 앉습니다. 가려워서 긁기 시작하면 피부의 증상은 점점 더 심해집니다.

피부가 건조해지는 이유는 47~57쪽에서 설명했습니다. 피부가 건조하면 건조성습진이 생기고 가려워집니다. 서울대학교병원 피부과에 가려움증 때문에 내원하는 환자들 중 상당수가 건조성습진 때문에 가려운 경우입니다. 따라서 피부를 건조하지 않게 유지하는 것이 매우 중요합니다.

특히 나이 드신 할아버지, 할머니의 피부는 노화 현상으로 많이 건조하고 건조성습진이 생기기 쉽습니다. 따라서 나이가 들수록 건조하지 않게 피부를 유지해야 합니다. 138~153쪽에 그 방법에 대해서 자세히 설명했습니다.

화폐상습진

화폐상습진은 젊은 사람들에게 많이 발생하는 습진입니다. 동전처럼 동그란 모양의 피부발진이 생기며, 심한 경우에는 발진에서 진물이 나고 진물이 마르면 딱지가 앉습니다. '화폐상'은 '화폐 모양'이라는 뜻이며, 구체적으로는 동전 모양이어서 동전습진이라고도 합니다. 크기는 500원짜리 동전 크기가 흔하지만 더 크게 생길 수도 있습니다. 단, 처음 생길 때는 크기가 작습니다.

주로 팔과 다리의 바깥쪽 피부에 많이 발생하지만 심한 경우에는 배나 등에도 생깁니다. 화폐상습진은 가려움증이 심한 편입니다.

화폐상습진은 피부가 건조해서 생기는 것으로 여겨지고 있습니다. 화폐상습진이 생기는 환자들은 젊은 나이에도 피부가 건조한 경우가 대부분입니다. 젊은 나이임에도 피부가 건조한 이유는 피부장벽의 기능이 떨어져 있기 때문입니다. 각질층을 구성하는 단백질 발현에 이상이 있고 지질 합성에 문제가 있어서 기름막 형성이 잘 안되기 때문에 피부장벽의 기능이 감소되고 그 결과 피부가 건조해진 것입니다.

화폐상습진은 젊은 사람에게 발생하는 건조성습진이라고 할 수 있습니다. 화폐상습진을 치료하기 위해서는 피부가 건조하지 않도록 노력해야 합니다. 138~153쪽에서 설명하는 유의 사항들을 잘 실천하고 보습제를 항상 충분히 바르도록 합니다. 이미 발생한 화폐상습진 병변에는 염증을 억제하는 스테로이드 연고를 도포하여 치료합니다. 그리고 피부가 건조해지지 않도록 항상 노력하면 재발을 막을 수 있습니다.

피부감염증

① 진균 감염

진균(곰팡이) 감염은 여름철 습한 계절에 많아집니다. 진균 감염 중 가장 흔한 것은 발바닥에 진균이 감염되어 생기는 무좀입니다. 무좀은 발가락 사이가 짓무르는 무좀, 발바닥에 물집이 생기는 무좀, 발바닥 피부가 두꺼워지는 무좀 등 3가지 형태로 생깁니다.

진균 감염은 몸 어디에나 생길 수 있습니다. 남성의 경우에는 허벅지와 음낭 사이가 습하고 온도가 높아 진균이 잘 자랄 수 있는 환경이어서 진균 감염이 잘 생깁니다. 이 부위의 진균 감염을 완선이라고 합니다. 완선은 여름철에 증가하며 매우 가렵습니다.

② 옴 감염

최근에는 옴이 증가하는 추세입니다. 옴에 감염되면 전신에 가려움증이 생기며 특히 밤에 잘 때 심하게 가렵습니다. 전신에 피부발진이 생기지만, 손가락 사이에 작은 물집이나 붉은 발진이 생기는 것이 특징입니다.

남성의 경우 음낭에 딱딱한 결절이 생기는 것이 특징이며 여성의 경우에는 젖꼭지 주변에 발진이 생긴다면 옴을 의심해 볼 수 있습니다. 새로운 장소에 방문했거나 한 공간에서 생활하는 사람도 가려움증을 느낀다면 옴이 아닌지 의심해야 합니다.

피부질환은 가려움증의 흔한 원인입니다. 피부질환이 가려움증의 원인이면 정확히 진단하여 제대로 치료하면 됩니다.

1. 아토피피부염

① 아토피피부염 환자는 계속 증가하고 있고, 어린이에게 매우 흔합니다.

② 건조한 피부와 심한 가려움증이 두 가지 주요 증상입니다.

③ 피부장벽이 손상되어 피부가 건조한 것이 주 원인이므로 피부가 건조하지 않도록 치료합니다.

2. 접촉피부염

① 접촉피부염은 자극성과 알레르기성 두 종류가 있습니다.

② 원인이 되는 자극물질과 알레르기물질을 피하는 것이 치료 원칙입니다.

3. 건조성습진

① 건조한 피부 때문에 염증이 생긴 것이 건조성습진입니다.

② 붉은 발진이 생기고 진물이 날 수 있으며 가렵습니다.

③ 피부를 건조하지 않게 유지하는 것이 중요합니다.

4. 화폐상습진

① 동전습진이라고도 하며 가려움증이 심합니다.

② 피부 건조가 원인이며 젊은 사람에게 생기는 건조성습진이라 할 수 있습니다.

③ 피부 건조를 막으면 재발 없이 치료할 수 있습니다.

5. 피부감염증

① 진균(곰팡이) 감염은 습한 계절에 잘 생기며 몸 어디에나 생길 수 있습니다. 대표적인 것이 무좀과 완선입니다.

② 옴에 감염되면 전신이 가렵고 특히 밤에 심하게 가렵습니다.

10. 내과질환이 가려움증을
일으킬 수 있습니다

　이유를 알 수 없이 가려운 경우에는 혹시 현재 앓고 있는 내과질환이 원인이 아닐까 의심해 볼 필요가 있습니다. 여러 가지 내과질환들이 가려움증을 유발합니다. 내과질환들이 가려움증을 유발하는 원인은 계속 밝혀지고 있습니다. 또한 내과질환들에 의해 생기는 가려움증을 치료하기 위한 약제들이 새롭게 개발되고 있고 효과적으로 사용되고 있습니다.

　내과질환이 가려움증의 원인인 경우, 내과질환을 치료하면 가려움증이 없어질 것입니다. 불행히도 앓고 있는 내과질환을 완치시키기 어렵다면 가려움증이 계속될 것입니다. 그러나 내과질환을 완치시키지는 못하더라도 치료를 통해서 증상을 완화시키면 가려움증도 호전됩니다. 따라서 완치가 불가능한 내과질환이라도 잘 조절하는 것이 중요합니다. 내과질환을 완치하지 못하더라도 원칙에 따라 꾸준히 치료하면 가려움증의 고통으로부터 벗어날 수 있습니다.

가려움증을 유발할 수 있는 내과질환은 매우 다양합니다. 만성 신장질환, 간질환, 담도질환, 당뇨병, 갑상선질환, 혈액암을 비롯한 혈액질환, 암, 감염증, 류마티스질환을 포함한 자가면역질환들입니다. 앓고 있는 내과질환이 어떻게 가려움증을 유발하는지 이해하면 가려움증 치료에 도움이 됩니다.

가려움증을 악화시킬 수 있는 생활 습관과 생활 환경이 내과질환에 의한 가려움증을 악화시킬 수 있습니다. 따라서 내과질환을 잘 치료하면서 일반적인 가려움증 악화 요인을 피하는 노력을 반드시 해야 합니다.

만성 신장질환

오랜 세월 콩팥질환, 즉 신장질환을 앓고 있는 사람들 중에는 가려움증으로 고생하는 경우가 많습니다. 가려운 부위는 환자마다 다양하며 가려움증의 정도도 개인마다 큰 차이를 보입니다. 어떤 사람은 가끔 가렵지만 어떤 사람은 낮, 밤 상관없이 하루 종일 가렵습니다. 너무 심하게 가려워서 하루 종일 긁는 사람들도 있습니다.

만성 신장질환 환자의 약 50퍼센트는 전신이 가렵고 일부 환자의 경우에는 몸통이나 팔, 다리, 얼굴이 부분적으로 가렵습니다. 만성 신장질환 환자들은 피부색이 검게 변하며 피부가 매우 건조해집니다. 피부를 많이 긁어 전신에 긁은 상처가 많이 생깁니다. 심한 경우에는 오랫동안 심하게 긁은 결과, 피부가 쌀알이나 완두콩 크기로 단단하게 튀어나옵니다. 이런 형태의 피부발진을 '양진'이라고 합니다. 양진은 가려운 발진이란 의미입니다.

신장질환이 있으면 왜 가려움증이 생길까요? 만성 신장질환 환자에게 가려움증이 생기는 원인을 밝히기 위해서 많은 연구가 진행되었습니다. 그 결과 가려움증이 생기는 몇 가지 이유가 알려졌습니다.

만성 신장질환 환자의 가려움증의 원인은 단순히 피부 문제가 아니라 전신에서 염증 반응 또는 면역 반응이 증가하기 때문이라는 증거가 많이 있습니다. 신장질환이 있는 환자의 몸은 신장 기능의 감소로 인해 배출되지 못한 물질들 때문에 염증 반응 및 면역 반응이 전반적으로 증가하고 증가한 염증 반응과 면역 반응 때문에 가려워집니다. 면역 반응을 억제하는 면역억제제를 복용하면 가려움증이 좋아지는 이유입니다.

또한 피부에서 염증 반응과 면역 반응을 억제할 수 있는 광선치료를 시행하면 피부에 모여 있는 염증세포를 억제하기 때문에 가려움증이 좋아집니다. 자외선을 이용하는 광선치료가 만성 신장질환의 가려움증에 효과적인 이유입니다.

혈액투석을 받는 환자는 투석 때문에 가려울 수도 있습니다. 투석이 원인인 경우에는 투석을 받는 동안이나 투석을 받은 직후에 가장 가렵습니다. 투석 환자가 가려운 이유는 투석할 때 사용하는 재료들이 전신에 염증 반응을 일으킬 수 있기 때문입니다. 전신에 염증이 생기면 피부에 가려움증이 생깁니다. 다행스러운 점은 최근에 새로운 재질의 투석막이 개발된 후로 염증 반응이 줄어들어 가려움증 발생 빈도가 많이 줄었다는 사실입니다.

전신에 발생한 염증 반응과 면역 반응 때문에 가려움증이 생긴 경우에는 항염증제나 면역억제제가 가려움증에 효과가 있습니다.

만성 신장질환 환자와 투석을 받는 환자의 피부는 매우 건조해집니다. 특히 팔, 다리가 심하게 건조합니다. 피부가 건조하면 가려움증이 더 심하게, 더 자주 발생합니다. 이런 사람들은 보습제를 자주, 듬뿍 바르고 피부를 건조하지 않게 만드는 노력을 해야 합니다. 138~153쪽에서 피부 건조를 예방하는 방법을 자세히 설명하니 숙지하고 실천하기 바랍니다. 건조한 피부는 신장질환 환자의 가려움증을 더 악화시키므로 피부 건조를 반드시 예방해야 합니다.

만성 신장질환이 있으면 당뇨병도 앓고 있을 수 있고 간질환을 가지고 있기도 해서 여러 약제들을 복용하게 됩니다. 당뇨병과 간질환도 가려움증을 유발할 수 있고 복용 중인 약제들도 부작용으로 가려움증을 유발할 수 있습니다.

이처럼 만성 신장질환 환자에게는 여러 원인들이 복합적으로 가려움증을 유발하기도 합니다. 따라서 만성 신장질환 환자의 가려움증을 치료할 때는 가려움증의 원인이 혹시 더 있지는 않은지 항상 확인해야 합니다.

간질환과 담도질환

만성적으로 간질환을 앓고 있는 환자들의 경우 가려움증이 생기는 일이 흔합니다. C형간염바이러스에 감염되었다면 피부가 가려울 수 있습니다. C형간염바이러스에 감염되어 간 기능이 나빠졌다면 피곤함을 느끼는 경우가 많은데, 동시에 가려움증으로 고생까지 하게 되면 삶의 질이 많이 떨어집니다.

간질환으로 인한 가려움증의 정도는 사람마다 차이가 있으나 일부 환자에서는 아주 심해서 잠을 잘 수 없어 고생하는 경우도 있습니다. 전신이 가려운 경우가 대부분이지만 팔다리가 주로 가렵고 손바닥, 발바닥이 가려운 경우도 흔합니다. 대체로 피부는 긁은 자국 외에는 발진이 생기지 않지만 간질환에 의한 황달이나 손바닥 홍반 등이 관찰될 수 있습니다.

담즙(쓸개즙)이 정상적으로 분비되지 못하고 정체되는 경우에도 가려움증이 잘 생깁니다. 이를 담즙 정체 가려움증이라고 합니다. 담즙이 분비되지 못하고 정체되면 혈중에 담즙 성분이 증가합니다. 그러면 황달 증상이 심해지며 가려움증이 생깁니다. 담즙 성분이 세포에서 히스타민 분비를 증가시켜서 가려움증을 유발하는 것이죠.

한편, 담즙 성분이 뇌에 작용하여 일종의 마약 성분인 오피오이드(Opioid)의 발현을 증가시켜서 가려움증을 유발한다는 주장도 있습니다. 그러나 아직 담즙이 정체되는 경우 가려움증이 생기는 이유가 정확히 밝혀진 것은 아닙니다.

간질환이나 담도질환과 관련된 가려움증을 치료하기 위해서는 먼저 이들 질환을 잘 치료해야 합니다. 기본적으로 원인 질환을 잘 치료하고 가려움증에 대해서는 과학적 근거를 가지고 단계적으로 치료하면 호전시킬 수 있습니다. 가려움증의 치료 원칙과 치료 약물에 대해서는 Step 1과 Step 4를 읽어보기 바랍니다.

당뇨병

당뇨병 환자의 약 1/3에서 전신에 가려움증이 발생합니다. 특히 혈당이 높을수록 더 심한 가려움증이 생깁니다. 당뇨병을 잘 치료하여 혈당이 잘 조절되면 가려움증도 좋아집니다.

왜 혈당이 높으면 피부가 가려워질까요? 우선 혈당이 높으면 인체 내에 있는 많은 성분들이 당 성분에 의해서 당화되기 때문입니다. 당화라는 것은 어떤 성분에 당 성분이 붙는 것을 말합니다. 당뇨병이 얼마나 심한지 판단할 때, 혈액검사로 당화혈색소를 측정합니다. 당화혈색소는 당이 혈색소(헤모글로빈)를 당화시켜서 만든 것입니다. 혈당이 높으면 당화혈색소가 증가합니다.

최근에 나온 연구 결과에 따르면, 우리 피부에 존재하는 신경섬유도 높은 혈당에 의해서 당화가 일어납니다. 신경섬유에 당화가 일어나면 신경섬유를 자극하고, 가려움증이 유발됩니다. 신경섬유가 당화되면 가려움증 외에 피부가 화끈거리거나 따끔거리는 증상도 생깁니다.

또 다른 이유로, 당뇨병 환자는 피부가 건조한 경우가 많습니다. 혈당이 증가되어 발생하는 가려움증에 더해 건조한 피부가 가려움증을 더 악화시키므로 항상 피부가 건조해지지 않도록 유의해야 합니다. 당뇨병 환자에게 생긴 가려움증은 대부분 보습제를 많이 발라 피부를 건조하지 않게 잘 관리하면 많이 완화됩니다.

당뇨병을 앓고 있는 환자의 2/3 이상에서 피부에 발진이 생기며 피부발진 부위가 국소적으로 가려울 수 있습니다. 또한, 당뇨병 환자는 면역력이 감소하여 세균이나 곰팡이에 의한 피부 감염이 증가합니다. 세균에 감염되어 모낭염이 생기거나 발이나 사타구니에 무좀이 생기는 경우가 흔하며 이런 경우에도 가려움증이 동반됩니다. 당뇨병 환자가 항문 주위나 성기 주위가 가려운 경우에는 칸디다증이나 곰팡이 감염에 의한 가려움증의 가능성을 생각해야 합니다.

갑상선질환

갑상선질환은 갑상선 기능이 증가하는 경우와 감소하는 경우가 있습니다.

① 갑상선 기능 증가
갑상선 기능이 증가하는 갑상선기능항진증 환자의 약 10퍼센트에서 가려움증이 발생합니다. 간혹 참기 어려운 심한 가려움증이 생기는 경우도 있습니다. 갑상선 호르몬이 증가하면 여러 조직에서 세포들의 대사 반응이 증가합니다. 증가된 대사 반응의 결과로 여러 가지 대사 과정의 부산물들이 생기며 이들 부산물들이 가려움증을 유발하는 것으로 보입니다.

또한 갑상선 호르몬이 증가하면 혈관이 확장됩니다. 몸속의 더운 피가 확장된 혈관 안으로 많이 모여서 결과적으로 피부 표면의 온도가 올라갑니다. 피부의 온도는 31도 정도이지만 몸속을 돌아다니는 혈액의 온도는 체온과 동일한 36.5도입니다. 따라서 더운 피가 많이 모이면 피부 온도가 올라가 피부가 화끈거리게 됩니다. 피부의 온도가 올라가면 가려움증을 느끼기 쉬운 상태가 되기 때문에 쉽게 가려움증을 느끼게 되는 것이죠.

갑상선기능항진증 환자에서는 면역 반응이 활성화하여 두드러기 등 알레르기질환 발생이 증가합니다. 증가된 면역 반응에 의해서 가려움증도 증가합니다.

이러한 이유들로 인하여 갑상선 기능이 증가하여 갑상선 호르몬이 증가하면 피부는 가려워집니다.

② 갑상선 기능 감소

갑상선 기능이 감소하는 갑상선기능저하증의 경우에도 국소 가려움증이나 전신 가려움증이 생길 수 있습니다. 갑상선 기능이 감소하면 피부에서 지질 합성이 감소하여 피부장벽 기능이 떨어지게 됩니다. 그러면 피부가 건조해지고, 건조한 피부는 가려움증을 유발합니다. 피부장벽 기능이 감소하면 피부가 건조해지고, 피부가 건조하면 가려워지는 이유에 대해서는 45~47쪽에서 이미 자세하게 설명했습니다.

또한, 갑상선 기능이 감소하면 피지 분비가 감소되며 땀도 적게 나기 때문에 피부가 더 건조해집니다. 갑상선 기능이 많이 감소한 경우에는 피부가 아주 심하게 건조해집니다. 그러면 심한 가려움증이 생깁니다. 이처럼 갑상선기능저하증 환자는 피부가 건조해서 가려워지기 때문에 피부가 건조해지지 않도록 노력하는 것이 중요합니다. 피부에서 합성이 감소된 지질 성분을 보충해 주기 위해서 보습제를 충분히 바르는 것이 중요합니다. 피부 건조를 예방하는 방법은 138~153쪽에서 설명합니다.

혈액암이나 혈액질환

혈액을 구성하는 세포에서 발생한 혈액암이 가려움증을 유발하는 경우도 흔합니다. 예컨대 백혈병, 호지킨림프종, 비호지킨림프종, 피부T세포림프종 환자에서 가려움증이 자주 발생합니다.

또한 혈액세포를 만드는 골수에 이상이 생기는 다양한 혈액질환 환자도 전신에 가려움증을 느낍니다. 특히 호산구과다증후군, 골수이형성증후군, 진성다혈구증, 혈소판증가증과 같은 혈액질환에서 가려움증이 흔히 발생합니다.

혈액암이나 혈액질환으로 진단 받기 훨씬 전부터 가려움증이 나타나는 경우도 있습니다. 건강하고 어디 아픈 데도 없는데 갑자기 원인 모를 가려움증이 여러 달 또는 수년간 지속되다가 이들 혈액질환 중 하나로 진단되는 경우입니다.

따라서 원인 모를 가려움증이 지속되면 반드시 혈액검사를 해볼 필요가 있습니다. 특히 물에 닿을 때마다 몸이 가렵거나 밤에 원인을 알 수 없는 심한 가려움증이 반복된다면 혹시 혈액질환이 아닌지 검사를 받아볼 필요가 있습니다.

혈액암이나 혈액질환에 의한 가려움증의 원인은 아직까지 확실히 밝혀지지 않고 있습니다. 그러나 비정상적으로 생긴 암세포에 대해 우리 몸의 면역체계가 면역 반응을 일으켜서 가려움증이 생기는 것으로 보고 있습니다. 또는 암세포나 비정상적으로 증가해 있는 혈액세포들이 분비한 히스타민을 비롯한 다양한 가려움증 유발물질들에 의해서 전신에 심한 가려움증이 생기는 것으로 짐작하고 있습니다.

혈액암이나 혈액질환에 의해서 가려움증이 생기면 전신이 가렵고, 가려움은 참기 어렵습니다. 밤에 잠을 못 잘 정도로 전신이 가렵고 피부가 화끈거리는 증상이 생깁니다. 혈액질환을 앓고 있는 환자들의 삶의 질이 가려움증 때문에 더욱 나빠집니다. 일반적으로 혈액질환이 치유되면 가려움증도 없어집니다. 그리고 만약 혈액질환이 재발하면 가려움증도 다시 생깁니다.

자가면역질환

류마티스질환과 같은 자가면역질환은 자기 조직을 공격하는 비정상적인 면역 반응이 특징입니다. 비정상적인 면역 반응으로 정상 조직에 염증이 발생하며, 염증에 의해 피부를 비롯한 인체 장기에 손상이 일어납니다. 그리고 손상된 피부조직에서 만들어지는 가려움증 유발물질에 의해서 피부가 가려워지는 경우가 흔합니다.

대표적인 류마티스질환으로 루푸스, 피부근염, 피부경화증, 베체트병을 들 수 있습니다. 이들 류마티스질환에 걸리면 피부에 발진이 생기는 경우가 흔하며, 가려움증이 심한 경우가 많습니다. 특히 피부근염의 경우에는 대부분의 환자가 가려움증을 호소하며 매우 심한 가려움증으로 고생하는 경우가 많습니다. 전신을 침범하는 피부경화증도 가려움증이 심한 경우가 자주 관찰됩니다.

자가면역질환 중에 피부에 수포가 발생하는 자가면역성 수포성질환도 가려움증을 유발합니다. 수포가 생기는 대표적인 자가면역성 수포성질환은 천포창과 수포성 유천포창입니다. 이런 자가면역성 수포성질환은 피부에 많은 물집이 생기고, 경우에 따라서는 심한 가려움증을 동반합니다.

자가면역질환은 피부에 발생한 염증 반응과 면역 반응으로 인해 피부에 염증이 심해져서 가려운 것이므로 면역억제제를 사용하면 피부 증상과 가려움증이 동시에 좋아집니다.

내과질환이 가려움증의 원인일 수 있습니다. 내과질환을 치료하면 가려움증이 좋아집니다.

1. 만성 신장질환
    ① 전신에서 염증 반응과 면역 반응이 증가해서 가렵습니다.
    ② 투석 재료에 의한 염증 반응 때문에 가렵습니다.
    ③ 피부가 건조해지기 때문에 가렵습니다.
    ④ 당뇨병 등 동반 질환 때문에 가렵습니다.
    ⑤ 복용하고 있는 약물의 부작용 때문에 가렵습니다.

2. 간질환과 담도질환
    ① C형간염바이러스에 감염되면 피부가 가려울 수 있습니다.
    ② 담즙이 정체되면 황달이 생기며 피부가 가려워집니다.

3. 당뇨병
    ① 혈당이 높으면 피부 신경섬유의 당화가 증가되어 가렵습니다.
    ② 당뇨병 환자는 피부가 건조해지기 때문에 가렵습니다.
    ③ 당뇨병에 의한 피부질환 때문에 가렵습니다.
    ④ 세균, 진균에 의한 피부 감염이 가려움증을 유발합니다.

4. 갑상선질환
    ① 갑상선기능항진증
        － 세포 대사가 증가하여 생긴 대사 부산물이 가려움증을 유발합니다.
        － 피부 온도가 올라가서 쉽게 가려워집니다.
        － 면역 반응이 증가해서 가려움증이 생깁니다.
    ② 갑상선기능저하증
        － 피부 지질 합성 감소로 피부장벽 기능이 감소하기 때문에 가려워집니다.
        － 피지 및 땀 분비 감소로 피부가 건조해지기 때문에 가려워집니다.

5. 혈액암이나 혈액질환

① 혈액암세포에 대한 면역 반응 때문에 가려움증이 유발됩니다.

② 병적인 혈액세포가 가려움증 유발물질을 분비하기 때문에 가렵습니다.

6. 자가면역질환

① 루푸스, 피부근염, 전신 피부경화증의 경우 가려움증이 흔합니다.

② 자가면역성 수포성질환에 걸려도 피부가 가렵습니다.

11. 정신적 문제가 가려움증을 일으킬 수 있습니다

스트레스

정신적으로 스트레스를 받으면 가려움증이 시작되거나, 참을 만했던 가려움증이 참지 못할 정도로 심해지는 경우가 종종 있습니다. 스트레스를 받으면 뇌 안에서 여러 신경전달물질이 증가하고 이들이 가려움증을 악화시킵니다.

특히 우리의 뇌세포에서는 일종의 마약 성분인 오피오이드가 정상적으로 조금씩 만들어지고 있는데, 스트레스를 받으면 오피오이드가 많이 분비되어 가려움증을 유발합니다. 오피오이드는 뇌가 정상적으로 만드는 마약 성분으로, 뇌 기능 유지에 중요한 역할을 합니다. 그러나 스트레스를 받아 오피오이드가 비정상적으로 증가하면 뇌에서 가려움증을 느끼게 만듭니다.

또한 스트레스를 받으면 피부에 존재하는 세포들에서도 여러 사이토카인들의 합성이 증가합니다. 그러면 피부에 염증이 심해지거나 기존에 있던 피부질환이 심해지고 가려움증을 더 느끼게 됩니다. 이처럼 스트레스를 받으면 뇌와 피부에서 일시적으로 증가하는 물질들로 인해서 가려움증이 심해집니다.

가려운 부분은 피부가 아니라 뇌라고 주장하는 과학자도 있습니다. 이는 가려움증을 '느끼는' 부위가 뇌라는 것을 강조하는 주장이라고 생각합니다.

피부에 가려움증을 유발하는 변화가 생기면 그 변화가 감각신경을 통해서 뇌로 전달됩니다. 뇌 안에서는 가려움증을 인지하는 뇌 부위가 활성화되어 가려움을 느끼게 됩니다. 그리고 가려움은 긁고 싶게 만드는 감각이기 때문에 뇌는 바로 명령을 내려 긁게 만듭니다. 긁는 행위 역시 긁으라는 명령을 내리는 뇌 부위가 활성화되어 일어나는 행동입니다.

이처럼 가려움증을 느끼고 긁는 행위는 뇌 안의 여러 부분이 활성화되어 일어나는 현상이기 때문에 정신적인 스트레스나 감정 상태 변화처럼 뇌 기능에 영향을 주는 상황이 가려움증에 큰 영향을 미치는 것은 당연합니다.

가려움증도 전염됩니다. 누가 옆에서 긁고 있으면 나도 가려움증을 느껴 긁게 되는 경우가 종종 있습니다. 다른 사람에게 영향을 받아 긁게 되는 이런 현상도 뇌 속에서 일어나는 정신적인 작용이 가려움증에 관여한다는 증거입니다.

정신적 스트레스나 감정적 요인에 의해 유발된 가려움증의 치료에서 환자가 스트레스를 해소하고 감정적으로 안정을 찾을 수 있도록 의사가 도와주는 것이 무척 중요합니다. 따라서 필요하다면 정신건강의학과의 도움을 받는 것이 좋습니다. 물론 피부에 가려움증을 유발하는 질환이 있다면 그 피부질환의 치료를 병행하는 것이 반드시 필요합니다.

강박장애 증상으로 인한
잦은 손 씻기

손이 불결하다고 생각해서 지나칠 정도로 손을 자주 닦는 강박 증상을 보이는 사람들이 있습니다. 손에 균이나 더러운 것이 묻었다고 생각하고 자신의 의지와 무관하게 수시로 손을 씻습니다. 하루에 20번 이상 비누를 사용해서 손을 박박 닦으면 손의 피부장벽을 구성하는 지질 성분들이 모두 빠져나가고, 결과적으로 피부장벽이 심하게 손상됩니다.

그 결과 손상된 피부장벽의 틈새를 통해 수분이 빠져나가 손바닥이 매우 건조해집니다. 또한 피부장벽의 손상된 틈새를 통해 들어온 비누 성분이나 외부 자극물질이 계속해서 피부를 자극해서 염증을 심하게 만듭니다.

결국은 손에 습진이 유발되고 심한 가려움증이 생길 수 있습니다. 손이 건조해지고 갈라지고 심하면 피도 납니다. 따라서 손을 너무 자주 닦는 행위를 그만둬야 하는데, 강박 증상이 심하면 손을 닦는 행위를 멈추지 못하는 경우가 일반적입니다. 강박 증상이 자신의 의지와 상관없이 손을 반복적으로 씻게 만듭니다. 이런 경우에는 피부과 치료를 받으면서 동시에 정신건강의학과의 치료를 같이 받을 필요가 있습니다.

기생충망상증

가려움증으로 고생하는 사람들 중에 피부과나 내과적으로는 아무 문제가 없는 경우가 종종 있습니다. 그런데 피부가 계속 가렵다면서 피부 속에 벌레가 기어 다닌다거나 기생충이 있다고 주장하는 경우가 간혹 있습니다. 가렵다는 느낌보다는 벌레가 기어 다니는 느낌이나 따끔거리는 느낌을 호소하는 경우도 종종 있습니다.

간혹 검은색의 물체를 봉투에 넣어 와서는 자기 몸속의 벌레를 잡은 것이라고 의사에게 보여주는 경우도 있습니다. 피부 속에 벌레는 없고 아무런 문제가 없으니 의사 말을 믿으라고 해도 계속 검사를 해달라고 하거나 벌레를 죽이는 약을 달라고 합니다.

이런 환자들은 자기 피부 속에 벌레가 있다고 확신하기 때문에 벌레를 잡기 위해서 피부를 계속 관찰하고 핀셋이나 집게, 바늘 같은 뾰족한 도구로 피부를 파내서 상처를 내기도 합니다. 이런 경우에는 정신건강의학과 전문의와의 협진이 반드시 필요합니다.

▶ 이것만은 꼭

1. 스트레스
   ① 스트레스가 가려움증을 유발하거나 악화시킬 수 있습니다.
   ② 스트레스가 뇌에서 가려움증 유발물질을 증가시키기 때문입니다.
   ③ 스트레스도 피부에 염증 및 가려움증 유발물질을 증가시키기 때문입니다.

2. 강박장애 증상으로 인한 잦은 손 씻기
   ① 손이 더럽다고 생각하는 강박 증상 때문에 자주 씻어서 피부가 가려워질 수 있습니다.
   ② 피부장벽이 심하게 손상되어 건조해지기 때문입니다.

3. 기생충망상증
   ① 기생충망상증은 피부 속에 벌레나 기생충이 있다고 믿는 것입니다.
   ② 피부가 가렵거나 벌레가 기어 다닌다는 느낌을 호소합니다.
   ③ 벌레를 잡기 위해 피부에 상처를 내기도 합니다.

12. 신경질환이 가려움증을 일으킬 수 있습니다

신경 문제

감각을 전달하는 감각신경에 문제가 생겨도 가려움증이 생길 수 있습니다. 신경이 눌리거나 외상으로 인해 신경에 손상이 생기거나 신경에 종양이 생기거나 척수 또는 뇌의 중추신경에 질환이 생긴 경우에 가려움증이 생길 수 있습니다.

감각신경을 침범하는 신경질환 때문에 가려움증이 생긴 경우에는 가려운 부위에 피부 감각이 변화하거나 통증, 화끈거림 같은 증상이 동반되는 경우가 흔합니다. 따라서 국소적으로 피부의 일부분이 가려우면서 그 부분의 감각이 변화한 경우에는 신경 문제일 수 있으므로 신경과 검사를 받아볼 필요가 있습니다.

날갯죽지 가려움증(감각이상성 등통증)

이 질환은 날갯죽지 근처의 등 피부가 만성적으로 가려운 병입니다. 가려운 부위의 감각이 변화하기도 합니다. 이 병의 정식 병명은 '감각이상성 등통증(Notalgia Paresthetica)'이지만 알기 쉽게 '날갯죽지 가려움증'이라고 부르도록 하겠습니다.

이 병은 피부 문제로 가려움증이 생기는 것이 아니라 날갯죽지에 도달하는 신경섬유에 문제가 생겨 가려움증이 유발되고 감각 이상이 생기는 병입니다.

여성에게 많이 발생하지만 남성에게도 발생합니다. 보통 중년 이후에 생기는데, 주기적으로 꽤 심한 가려움증이 같은 부위에 반복적으로 발생합니다. 심한 가려움증과 동시에 감각이 변화하거나 화끈거림, 따끔거림, 찌르는 느낌이 동반되는 것이 특징입니다. 마치 성냥불을 등에 대고 있는 것처럼 심한 통증이 생기기도 합니다.

날갯죽지 근처의 피부는 많이 긁어서 두꺼워지고 색소가 침착되어 검게 변하고 긁은 상처가 있는 경우가 대부분입니다. 아직은 원인이 확실하지 않지만 그 부분으로 도달하는 신경섬유가 손상을 받았기 때문에 생기는 증상이라고 생각하고 있습니다. 왜 신경이 손상되는지는 아직 알려지지 않았습니다.

치료가 쉽지는 않습니다. 그러나 캡사이신 연고나 국소 마취 연고, 항경련제나 항우울제 등의 약물이 효과가 있는 경우가 있습니다. 약물에 관한 자세한 설명은 175~204쪽을 참고하기 바랍니다.

대상포진 후 가려움증

대상포진을 앓으면서 피부에 생겼던 물집이 모두 나은 후에도 피부가 계속 아프거나 가려운 경우가 흔합니다. 통증이 계속되는 경우를 '대상포진 후 신경통'이라고 하고, 가려움증이 계속되는 경우를 '대상포진 후 가려움증'이라고 합니다. 피부가 가려운 경우 간혹 화끈거림이나 감각 이상 같은 신경 관련 증상이 동반됩니다.

대상포진바이러스가 신경을 따라 증식하면서 신경에 손상을 유발했기 때문에 물집이 치유된 후에도 남아 있는 신경 손상에 의해 증상이 계속되는 것입니다. 신경섬유가 회복되는 데는 시간이 오래 걸립니다. 그래도 다행인 것은 대상포진 후 가려움증은 대부분 시간이 경과함에 따라 호전된다는 것입니다.

▶ 이것만은 꼭

1. 신경 문제
   피부가 국소적으로 가렵거나 감각이 변화했다면 신경질환 때문일 수 있습니다.

2. 날갯죽지 가려움증(감각이상성 등통증)
   ① 날갯죽지 부위의 등 피부가 만성적으로 가려운 병입니다.
   ② 신경섬유의 손상 때문에 생기고, 주로 중년 이후의 여성에게 발생합니다.

3. 대상포진 후 가려움증
   ① 대상포진 후에 가려움증이 오래 지속될 수 있습니다.
   ② 대상포진바이러스가 신경을 손상시킨 것으로, 시간이 지나면 호전됩니다.

13. 계속 긁으면
더 가려운 피부질환이 생깁니다

만성단순태선

피부가 가려울 때는 긁지 말고 참는 것이 가장 좋습니다. 참기 어려울 정도로 심하다면 약을 이용해 참을 만한 정도로 가려움증을 완화시키고 이성적으로 긁지 않으려고 노력해야 합니다. 참지 못하고 계속 긁으면 결국에는 더 가려운 피부질환이 생깁니다. 깨어 있을 때는 긁지 않지만 밤에 자면서 자신도 모르게 긁는 경우도 있습니다. 이 경우 환자들은 자신은 절대로 긁지 않는다고 주장하기도 합니다.

계속 긁어서 생기는 가장 대표적인 피부질환이 '만성단순태선'입니다. '태선'이라는 것은 만성적으로 긁어서 피부가 두꺼워진 상태를 말합니다. 이 상태가 되면 피부 가려움증은 점점 더 심해집니다.

초기 원인이 무엇이든, 약간 가려운 것을 참지 못하고 계속 긁으면 피부는 점점 두꺼워지고 그 부위는 점점 더 가려워집니다. 두꺼워진 피부에 긁어서 상처가 생기거나 피가 나거나 진물이 나거나 딱지가 앉게 되기도 합니다.

별로 가렵지도 않은데 습관적으로 긁는 행위로 인해서 만성단순태선이 유발되기도 합니다. 습관적으로 뒷목 피부를 긁적인다든지, 한쪽 발꿈치로 반대편 발목을 습관적으로 비빈다든지 하는 사람들이 있습니다. 이런 경우에도 만성단순태선이 생길 수 있습니다.

만성단순태선의 가장 중요한 치료법은 긁지 않는 것입니다. 한두 달만 긁지 않으면 완치할 수 있습니다. 많이 가렵지 않은데 습관적으로 긁는 환자에게는 절대로 긁지 않겠다는 약속을 받고 심하게 가려워하는 환자에게는 약물치료를 병행하여 가려움증을 완화하는 치료를 합니다.

양진

피부를 계속 긁거나 꼬집어서 쌀알 크기나 완두콩 크기 또는 그 이상의 크기로 피부가 두꺼워진 상태를 양진이라고 합니다. 양진이란 '가려운 발진'이라는 뜻입니다. 앞에서 설명한 만성단순태선과 동일하게 계속 긁는 행동 때문에 발생하지만 만성단순태선과 다르게 전신 피부에 많은 수의 병변이 발생하는 특징이 있습니다. 전신 피부가 심하게 가려워 오랜 기간 전신을 심하게 긁은 결과로 생긴 것입니다.

양진은 긁지 않았다면 생기지 않았을 피부병이기 때문에 긁지 않도록 환자의 가려움증을 완화시키는 치료를 해야 합니다. 약물로 가려움증을 완화시켜 더 이상 긁지 않도록 해야 합니다. 더 중요하게는 가려움증의 원인을 규명하고 그 원인을 제거해야 합니다. 그리고 가려움증을 악화시키는 환경 요인을 피할 수 있도록 생활 습관과 환경을 개선해야 합니다. 무엇보다도 환자 스스로 긁지 않도록 이성적으로 노력해야 합니다.

▶ **이것만은 꼭**

1. 만성단순태선
   ① 만성적으로 피부를 긁어서 피부가 두꺼워지고 가려운 병입니다.
   ② 긁지 않으면 완치시킬 수 있습니다.

2. 양진
   ① 양진은 쌀알이나 완두콩 크기로 피부가 두꺼워지는 병변이 전신에 생기는 피부질환입니다.
   ② 만성적으로 긁어서 생기는 질환으로, 긁지 않으면 완치시킬 수 있습니다.

14. 급성 가려움증과
만성 가려움증의 차이는?

언제 가려움증이 시작되었는지를 분명히 확인해야 합니다. 가려움증이 시작된 후 6주가 경과하지 않은 경우를 급성 가려움증이라고 하고, 6주 이상 가려움증이 지속되는 경우를 만성 가려움증이라고 합니다. 모든 가려움증은 급성 가려움증으로 시작되며 6주 이내에 좋아지지 않으면 결국 만성 가려움증으로 발전합니다.

일반적으로 가려움증은 며칠 내에 좋아지는 경우가 대부분입니다. 누구든 살아가면서 한두 번은 가려움증을 경험할 것입니다. 대부분 며칠 가렵다가 저절로 괜찮아지거나 치료해서 좋아질 것입니다. 그러나 가려움증이 6주 이상 지속되면 만성 가려움증으로 분류합니다. 가려움증을 6주라는 기준으로 급성과 만성으로 분류하는 이유는 다음과 같습니다.

급성 가려움증

발생하고 며칠 되지 않은 급성 가려움증의 경우에는 환자들이 가려움증의 원인을 확실히 알고 있거나 원인으로 의심되는 일들이 존재합니다.

예를 들어 벌레에 물렸다거나 피부에 발진이 생겼다거나 어떤 약을 먹은 후에 가려워졌다거나 어떤 화학물질에 접촉했다는 등 가려움증을 유발할 만한 일을 기억하고 있는 경우가 흔합니다. 이처럼 원인이 분명하면 쉽게 가려움증을 치료할 수 있습니다.

만성 가려움증

반면에 6주 이상 지속되는 만성 가려움증의 경우에는 처음부터 가려움증의 원인이 불분명했거나 환자가 원인이 될 만한 일을 생각하지 못한 경우가 대부분입니다. 따라서 초기에 가려움승의 원인을 규명하지 못하고 원인을 제거하는 치료를 하지 못했기 때문에 만성 가려움증으로 이행한 것입니다.

즉, 급성과 만성 가려움증을 구분하는 6주라는 기간은 원인을 밝혀낼 수 있는 가능성에 따른 기준입니다. 6주 안에 발생한 급성 가려움증은 원인을 발견할 가능성이 높아 가려움증을 완치시킬 확률이 높은 반면에, 6주 이상 지속된 만성 가려움증은 원인을 확인하기가 쉽지 않아 치료에 어려움을 겪고 가려움증이 계속된 경우입니다. 따라서 치료할 때도 이 둘을 구분하여 접근하는 것이 필요합니다.

▶ **이것만은 꼭**

1. 급성과 만성 가려움증을 구분하는 기준은 6주입니다.
2. 급성 가려움증은 환자가 원인을 알기 때문에 보통 쉽게 치료할 수 있습니다.
3. 만성 가려움증은 원인을 알지 못해 치료에 어려움을 겪어 가려움이 만성화된 경우가 대부분입니다.

15. 어린이 가려움증의 원인은?

어린이 만성 가려움증은 성장 과정에서 정신적 문제를 유발할 수도 있으므로 절대 과소평가하면 안 됩니다. 어른에게 가려움증을 유발하는 원인들이 어린이에게도 동일하게 작용합니다. 즉, 앞에서 언급한 원인들 때문에 어린이들에게도 가려움증이 생깁니다. 다만, 어린이들에게서 더 자주 관찰되는 원인들이 있습니다. 그러므로 어린이가 가려움증으로 고생할 때는 다음을 먼저 고려합니다.

아토피피부염

어린이 가려움증의 가장 흔한 원인은 아토피피부염입니다. 우리나라 전체 어린이의 20퍼센트가량이 정도의 차이는 있지만 아토피 피부염을 앓고 있습니다. 어린이 5명 중 1명이 아토피피부염 때문에 가려움증으로 몸을 긁고 있을 정도로 흔한 질환인 것입니다. 아토피 피부염에 대해서는 71~74쪽에서 이미 설명했습니다.

두드러기

두 번째로 흔한 어린이 가려움증의 원인이 두드러기입니다. 두드러기가 생기면 피부에 팽진(wheal)이라는 병변이 생깁니다. 팽진은 피부 위로 살짝 올라온 병변으로, 몇 시간 내에 없어집니다. 두드러기는 한 군데 생긴 팽진이 없어지면 다른 부위에 새로 생기는 식으로 피부 여기저기를 돌아다니면서 가려움증을 유발합니다.

두드러기의 원인은 수도 없이 많습니다. 예를 들어 특정 약이 알레르기 반응을 유발하는 경우에 두드러기가 생길 수 있습니다. 아스피린을 먹을 때마다 두드러기가 생긴다면 아스피린에 대한 알레르기 반응으로 두드러기가 발생한 것입니다.

땅콩을 먹고 두드러기가 생기는 경우, 계란을 먹으면 두드러기가 생기는 경우도 땅콩이나 계란 성분에 대한 알레르기 반응이 일어난 것입니다.

두드러기의 원인을 발견해서 원인 약을 먹지 않거나 원인 음식을 피하면 두드러기 재발을 막을 수 있고, 그러면 가려움증도 생기지 않습니다. 그러나 두드러기의 원인을 발견하지 못하는 경우도 많습니다. 그러면 원인을 모르기 때문에 원인을 피할 수 없어서 두드러기가 계속 생깁니다. 이런 경우에는 항히스타민제를 비롯한 약물을 복용하면서 두드러기 발생을 억제하는 치료를 합니다.

다행인 것은 원인을 모르는 경우에도 시간이 가면서 두드러기 원인이 저절로 없어지면서 좋아지는 경우가 대부분이라는 사실입니다.

벌레 물림

벌레에 물리는 것도 어린이 가려움증의 흔한 원인 중 하나입니다. 모기에 물리거나, 빈대에 물리거나, 개나 고양이의 피부에 기생하는 벌레를 비롯한 각종 벌레에 물려서 피부에 염증 반응이 생긴 경우입니다. 2세부터 10세 사이의 어린이에게 흔하게 발생하며, 부모들이 쉽게 동의하기 어려운 피부병입니다.

자녀를 깨끗이 키운다고 자부하는 부모일수록 아이가 벌레에 물려 가렵다는 사실에 동의하기가 어렵습니다. 특히, 어린 자녀만 가렵고 같이 사는 부모는 괜찮은 경우, 집에서 반려동물을 키우지 않는 경우에는 부모들이 동의하지 못하는 경우가 많습니다. 그러나 벌레에 물려 생기는 가려움증은 어린이들에게서 꽤 흔히 관찰됩니다.

피부감염증

어린이 가려움증의 또 다른 흔한 원인은 균에 감염되어 생기는 피부감염증입니다. 세균에 의한 피부감염증인 농가진이 흔한데, 이 질환이 가려움증을 유발합니다. 또한 바이러스질환인 수두에 걸리면 수포가 발생하는데, 몹시 가렵습니다. 최근에는 옴에 감염된 어린이도 자주 봅니다. 옴에 감염되면 특히 밤에 심하게 가려워하며, 손가락 사이, 아랫배, 겨드랑이, 음낭 부위에 발진이 생기며 가려움증이 심해 많이 긁게 됩니다.

어린이에게 가려움증을 유발하는 원인은 매우 다양합니다. 여기서 말한 4가지 원인 외에 43~106쪽에서 설명한 9가지 가려움증의 원인들 모두 어린이에게 가려움증을 유발할 수 있다는 사실을 염두에 두고 어린이 가려움증의 원인을 밝히고자 노력해야 합니다.

▶ 이것만은 꼭

1. 어린이들에게서 더 자주 관찰되는 가려움증의 원인들이 있습니다.
2. 아토피피부염이 가장 흔한 어린이 가려움증의 원인입니다.
3. 그 외에 두드러기, 벌레 물림, 피부감염증에 의한 가려움증이 어린이들에게 흔합니다.

16. 노인 가려움증의 원인은?

70세 이상인 분들은 정도의 차이는 있으나 대부분 가려움증을 느낍니다.

이 경우 가장 흔한 원인은 건조한 피부에 의한 가려움증입니다. 피부가 노화되면 피부가 점점 건조해지므로 나이 드신 분들은 건조한 피부로 인해 가려움증이 생겨서 긁고 계신 경우가 많습니다. 따라서 피부를 건조하지 않게 하는 노력이 절대적으로 필요합니다. 자세한 방법은 138~153쪽에서 자세히 설명하였습니다.

그다음으로 흔한 가려움증 원인은 약물입니다. 나이가 들수록 고혈압, 당뇨병 등 각종 질환이 많이 생기기 때문에 약을 복용할 일이 많아집니다. 특히 고혈압약이나 이뇨제 등을 비롯한 약물이 가려움증을 유발합니다.

이에 못지않게 흔한 가려움증 원인은 당뇨병, 신장질환과 같은 내과질환입니다. 나이가 들수록 여러 질환이 높은 빈도로 발생할 수밖에 없으므로 규칙적으로 건강검진을 받아 질환을 초기에 진단하고 치료하는 것이 중요합니다.

마지막으로 흔한 원인은 신경섬유에 생기는 질환입니다. 특히 당뇨병이 있는 경우에는 신경의 당화현상으로 가려움증을 쉽게 느끼게 되고, 전신에 가려움증이 발생합니다. 그 외 신경질환도 가려움증을 일으킬 수 있습니다.

▶ 이것만은 꼭

1. 나이가 들수록 피부가 건조해지기 때문에 가려워집니다.
2. 나이가 들수록 복용 약물이 많아져서 약물에 의한 가려움증이 생기기 쉽습니다.
3. 나이가 들수록 내과질환, 신경질환에 의한 가려움증이 증가합니다.

17. 전신 가려움증의 원인은?

  온몸의 피부가 돌아가면서 여기저기 가려운 전신 가려움증은 다음과 같은 원인들에 의해 발생합니다.

  우선, 나이가 들어서 피부가 건조해지면 전신 피부가 가려워집니다. 그러나 나이가 든다고 전신 피부가 동일하게 건조해지는 것이 아닙니다. 먼저 건조해지는 부위가 있습니다. 따라서 나이가 들어 피부가 건조해졌을 때 처음부터 전신이 가려운 것은 아닙니다. 먼저 건조해진 피부부터 가렵기 시작합니다.

  제일 먼저 건조해지는 곳은 정강이 피부와 팔의 바깥쪽 피부, 아랫배와 허리 부위의 피부입니다. 처음에는 이 부위만 가렵다가 결국은 전신 피부가 건조해지기 때문에 온몸이 가려워집니다.

  약물, 영양제, 건강기능식품을 복용했는데 이들 성분 중 하나에 알레르기 반응이 나타나 가려움증이 생기는 경우, 전신이 가렵습니다. 알레르기 반응으로 가려움증만이 아니라 전신 피부에 발진이 생기면서 가려움증이 생기는 경우도 흔합니다. 음식에 의한 가려움증도 전신에 가려움증을 일으키는 경우가 흔합니다. 만성 신장질환, 간질환, 담도질환, 당뇨병, 갑상선질환, 혈액암, 혈액질환, 자가면역질환과 같은 내과질환이 원인인 가려움도 대부분 전신 피부가 가렵습니다.

▶ 이것만은 꼭

1. 전신 피부가 가려운 원인은 다양합니다.
2. 피부 건조, 약물이나 영양제에 대한 알레르기 반응, 음식, 내과질환이 전신 가려움증을 유발할 수 있습니다.

18. 국소 가려움증의 원인은?

가려움증이 국소적으로 발생하는 경우도 많습니다. 신체의 일부만 가려운 경우에는 가려운 부위가 어디인지에 따라 가려움증의 원인이 다를 수 있습니다. 따라서 어느 부위에 가려움증이 발생했는지에 따라 유발 원인이 무엇인지 확인하고 그 원인을 없애는 노력을 해야 합니다.

여성 외음부 가려움증

여성 외음부의 피부나 질 안에 가려움증이 생기는 경우를 외음부 가려움증이라고 합니다. 긁어서 가려움증을 바로 해소하고 싶은데 부위가 부위인지라 직장에서나 다른 사람과 같이 있을 때는 긁지 못하기 때문에 정말 힘든 질환입니다. 저녁이나 밤에 가려움증이 심해지고, 해당 부위가 옷에 접촉하면 갑자기 가려워지는 경향이 있습니다. 긁어서 외음부 피부에 상처가 생기고, 심하게 긁으면 통증이 발생하기도 합니다.

젊은 여성의 외음부 가려움증의 원인으로는 칸디다질염이나 단순포진 등의 감염증, 그리고 질 세정제에 의한 접촉피부염이 흔합니다. 또한 계속 긁어서 피부 염증이 심해져서 생기는 만성단순태선도 종종 관찰됩니다. 경화위축태선과 피부암처럼 여성 외음부에 흔히 생기는 피부질환도 가려움증을 유발합니다.

① 칸디다질염

칸디다질염은 진균(곰팡이)의 일종인 칸디다균에 감염되어 발생합니다. 여성 2명 중 1명은 평생 한 번 이상 앓을 정도로 흔한 질환입니다. 칸디다질염에 걸리면 심한 가려움증과 함께 화끈거리는 증상이 생기고, 냉이 많아집니다. 또한 외음부 피부와 점막에 홍반이 생기며, 피부와 점막이 헐거나 농포(고름 물집)가 관찰되기도 합니다. 칸디다질염은 항진균제를 국소적으로 사용하면 잘 치료됩니다. 피부에 항진균 연고를 바르거나 질정 형태의 항진균제를 사용합니다.

② 단순포진

단순포진은 바이러스 균인 단순포진바이러스(Herpes Simplex

Virus)에 감염되어 발생합니다. 헤르페스(Herpes)라고도 부릅니다. 단순포진바이러스 균은 하나의 신경에 존재하기 때문에 그 신경이 지나가는 피부에만 반복적으로 물집이 생깁니다. 따라서 항상 같은 부위에 물집이 생깁니다. 물집이 터지면 쓰라리고 통증이 생기면서 가려움증이 동반됩니다. 단순포진은 일종의 성병으로, 성관계에 의해서 바이러스가 다른 사람의 피부에 전염되어서 발생합니다.

아직 단순포진바이러스를 죽이는 약이 개발되지 않았기 때문에 단순포진을 완치시키지는 못합니다. 그러나 단순포진바이러스의 성장을 억제하여 물집이 생기기 전에 복용하면 물집 형성을 억제하는 약은 개발되었습니다.

보통 물집이 생기기 하루 전에 가렵거나 통증이 생기는 등 물집이 생길 것을 예상할 수 있는 신호가 오기 때문에 환자들은 경험상 곧 물집이 생길 것을 예측할 수 있습니다. 이때 항바이러스 약을 복용하면 균의 증식을 억제하여 피부에 물집이 생기지 않게 만들 수 있습니다. 그러나 이 약은 균을 죽이는 것이 아니라 균의 분열을 막아 물집이 생기지 않게 하는 것이기 때문에 재발을 막지는 못합니다.

③ 접촉피부염

젊은 여성의 경우, 질 세정제에 의한 접촉피부염이 가려움증을 유발하는 사례도 흔합니다. 세정제를 사용하고 나서 가려움증이 생겼다면 세정제 성분에 의한 접촉피부염을 의심해 보아야 합니다. 그리고 일단 세정제 사용을 중지하는 것이 필수적입니다.

④ 만성단순태선

만성단순태선은 104~105쪽에서 이미 설명했습니다. 이 질환은 계속 긁는 행위 때문에 생깁니다. 계속 긁기 때문에 피부가 두꺼워지고, 가려움증은 점점 심해집니다. 긁으면 더 가려워지고, 더 가려워져서 더 심하게 긁는 악순환입니다. 피부를 계속 긁으면 두꺼워지고 붉은 홍반이 심하게 생기며 인설(살가죽 부스러기)이 하얗게 일어나거나 긁은 상처가 생깁니다.

이 질환은 한 달만 전혀 긁지 않으면 고칠 수 있습니다. 그러나 가려움증을 참기가 어려우므로 스테로이드 연고를 바르고 약을 복용하여 가려움증을 줄여줘야 합니다. 동시에 환자는 절대 긁지 않도록 노력해야 합니다. 그러면 완치할 수 있습니다.

⑤ 경화위축태선

경화위축태선이라는 질환은 폐경 이후의 여성에게 많이 생기지만 젊은 여성에게도 생길 수 있는 병입니다. 외음부가 가렵고 병변이 위축되어 보이고 하얗게 보입니다. 진단을 위해서는 조직검사가 필요합니다. 치료는 스테로이드 연고를 주로 사용합니다.

⑥ 피부암

여성 외음부에 피부 병변이 생겨서 수개월 동안 가려움증을 유발하고 아무리 약을 바르고 치료해도 나아지지 않는다면 피부암이 아닌지 확인하기 위해 조직검사를 받아볼 필요가 있습니다.

남성 음낭 가려움증

① 만성단순태선

남성 음낭 가려움증의 가장 흔한 원인은 만성단순태선입니다. 음낭 피부가 가려워서 오랫동안 긁은 탓에 피부가 두꺼워지고 붉은색으로 변화한 것입니다. 대개 중년 이후의 남성에게 자주 발생합니다. 처음 가려운 증상이 생겼을 때 참지 못하고 계속 긁다 보니 긁는 자극에 의해서 더 가려워지고, 그 결과 가려움증과 긁는 행위가 점점 심해지는 악순환이 계속되며 음낭 부위가 계속 가려운 것입니다.

이런 악순환을 끊기 위해서 환자들은 더 이상 긁지 않도록 노력해야 합니다. 그리고 스테로이드 연고를 사용하고 약을 복용하면 가려움증을 완화시킬 수 있습니다.

② 스테로이드제 부작용

한편, 스테로이드 연고를 오랫동안 만성적으로 사용해서 스테로이드 연고 부작용으로 혈관이 늘어나 더 화끈거리고 가려움증을 심하게 느끼는 경우도 있습니다. 이는 남성 음낭에 흔하게 발생하는 부작용입니다. 스테로이드 연고의 사용을 중단하면 일반적으로 가려움증이 더 심해지기 때문에 중단하지 못하고 오래 사용한 결과입니다. 이런 경우에는 스테로이드 연고의 사용을 중단한 다음 다른 계통의 항염증제를 도포하고 가려움증을 줄여주는 약을 복용하는 것이 도움이 됩니다.

항문 가려움증

항문 주위가 가려운 항문 가려움증은 모든 연령에서 관찰되나, 중년 남성에게 특히 흔한 질환입니다. 항문 가려움증의 원인은 매우 다양하기 때문에 원인을 발견하기가 쉽지 않은 경우가 많습니다.

① 자극성 접촉피부염

항문 가려움증의 가장 흔한 원인은 항문 주위 피부가 자극을 받아서 가려움증이 생기는 것입니다. 오래 앉아 있으면 항문 주위에 습기가 차서 항문 주위 피부가 물리적 자극을 쉽게 받게 됩니다. 또한, 대변에 들어 있는 자극물질이 주위 피부에 자극을 주기도 합니다. 대변의 암모니아 성분이나 여러 자극물질들이 항문 주위 피부를 자극하여 자극성 접촉피부염을 유발하며 가려움증을 발생시킵니다. 특히 설사를 자주 하는 사람은 항문 주위 피부가 대변에 의해서 쉽게 자극을 받습니다.

항문 주위에 가려움증이 있는 사람들은 좌욕을 하는 것이 좋습니다. 대변을 본 후에 깨끗한 물로 닦은 다음 미지근한 물에 10분 정도 앉아 있는 것입니다. 그러면 주위 피부에 묻어 있는 대변과 자극물질을 제거할 수 있습니다. 좌욕 후에는 마른 수건으로 두드려 닦은 후에 보습제나 약한 스테로이드 연고를 발라주는 것이 도움이 됩니다. 대변을 본 후에 항문 주위를 심하게 문질러 닦거나 물휴지나 소독약으로 닦는 것은 자극을 줄 수 있으므로 하지 않는 것이 좋습니다.

② 진균 감염

항문 주위 피부에 습기가 차면 진균(곰팡이)이 잘 자라는 환경이 됩니다. 따라서 항문 주위와 사타구니 피부에 칸디다균이나 진균이 감염되어서 가려움증이 생기는 경우가 매우 흔합니다. 감염된 피부는 붉은색의 경계가 분명한 발진이 생기며 심한 가려움증을 동반합니다. 칸디다균이나 진균 감염에 의한 항문 가려움증은 항진균제 연고를 바르면 쉽게 치료할 수 있습니다.

두피 가려움증

머리카락으로 덮여 있는 두피가 가려운 사람들이 많습니다. 두피 가려움증 환자들의 두피 피부를 관찰해 보면, 피부에 발진이 있는 경우와 없는 경우로 나눌 수 있습니다. 또한, 두피만 가려운 경우와 전신 피부가 가려우면서 두피도 함께 가려운 경우가 있습니다.

두피의 피부는 다른 피부와 다른 특징이 있습니다. 첫째, 다른 부위 피부에 비해 감각을 전달하는 감각신경이 풍부하고 혈관이 풍부합니다. 따라서 가려움증이 더 심하게 느껴지며 염증이 심하게 생기기 쉬운 환경입니다. 둘째, 머리카락을 만드는 모낭이 많고 모낭 주위에 피지를 형성하는 피지샘이 많이 존재하기 때문에 여러 피부질환이 생길 가능성이 높습니다. 셋째, 두피에는 여러 종류의 상재균이 정상적으로 존재하고 있으며, 이들 상재균이 증식할 때 다양한 피부질환이 유발되고 가려움증이 따라옵니다. 이들 균이 피부를 자극하고 염증을 유발하기 때문입니다.

① 지루습진

가장 흔한 두피 가려움증의 원인은 지루습진입니다. 지루습진에 걸리면 두피에 붉은 발진이 생기고 비듬이 많아집니다. 두피 전체를 돌아다니면서 가려움증이 생겨서 자꾸 긁게 됩니다. 두피뿐 아니라 피지샘이 많은 얼굴이나 귓속, 가슴 위쪽이나 등 위쪽 피부에도 지루습진이 생길 수 있습니다.

지루습진의 발생 원인은 다음과 같습니다. 머리와 얼굴에는 피지를 분비하는 피지샘이 풍부합니다. 매일 적당히 만들어지는 피지는 얼굴과 두피에 얇은 기름막을 만들어 피부를 건조하지 않게 만들어줍니다.

그러나 피곤하거나 컨디션이 나쁘면 피지샘에서 분비하는 피지의 양이 많아집니다. 피지 분비가 많아지면 피부에 존재하는 상재균이 피지를 분해하게 되고, 그 분해 산물인 지방산이 피부에 염증을 일으킵니다. 이렇게 생긴 피부 염증을 지루습진이라고 합니다.

피지가 적당량 만들어지고 있을 때는 문제가 없지만, 피곤하거나 컨디션이 나빠졌을 때 피지 분비가 증가하면 지루습진이 생기거나 재발합니다. 지루습진은 자주 재발하지만, 다행히 그때마다 며칠 연고를 발라주면 잘 조절할 수 있는 질환입니다.

② 정신적 스트레스

불안한 감정이나 우울증 같은 정신적 문제가 있을 때 두피 가려움증이 발생할 수 있습니다. 신경질이나 짜증이 나고 정신적으로 불안할 때 머리를 쥐어뜯거나 심하게 긁는 경우를 자주 볼 수 있습니다. 이처럼 정신적 스트레스를 받을 때 제일 먼저, 그리고 자주 손이 가는 부위가 머리와 얼굴입니다. 그러다 보면 가려움증이 생기는 경우가 있습니다.

③ 기타 원인

그 외의 두피 가려움증의 원인으로는 전신 피부에 발생한 건선이나 아토피피부염 등이 있습니다. 염색약이나 파마 약에 의한 접촉피부염 때문에 두피에 가려움증이 생기는 경우도 흔히 관찰됩니다. 대상포진이 두피에 발생하여 그 부위의 감각신경에 문제가 생기거나, 당뇨병으로 인해 피부에 있는 신경에 이상이 발생한 경우에는 두피를 포함하여 전신에 가려움증이 생길 수 있습니다.

두피 가려움증의 원인은 매우 다양하기 때문에 그 원인을 정확하게 규명하는 것이 필요하며, 그러기 위해서는 피부과 전문의에게 정확한 진단을 받을 필요가 있습니다.

두피 가려움증이 있을 때는 하루에 한 번 샴푸로 머리를 감아서 상재균을 씻어내거나 과다하게 분비되는 피지를 제거하는 것이 도움이 됩니다. 머리를 감을 때는 두피에 압력을 주지 않고 살살 감는 것이 중요합니다. 손톱으로 두피에 상처를 낼 정도로 박박 긁으면서 감는 것은 오히려 가려움증을 심하게 만들므로 피해야 합니다.

▶ **이것만은 꼭**

1. 여성 외음부 가려움증
   여성 외음부 가려움증의 주요 원인은 칸디다질염, 단순포진, 접촉피부염, 만성단순태선입니다.

2. 남성 음낭 가려움증
   ① 남성 음낭 가려움증의 가장 흔한 원인은 만성단순태선입니다.
   ② 스테로이드 연고를 너무 오래 바르면 부작용으로 가려움증이 심해질 수 있습니다.

3. 항문 가려움증
   ① 대변 성분 등에 의한 자극성 접촉피부염이 항문 가려움증의 흔한 원인입니다.
   ② 항문 주위는 습기가 차기 쉬워서 진균 감염에 의한 가려움증도 흔합니다.

4. 두피 가려움증
   ① 두피는 염증과 피부질환이 생기기 쉬운 환경이어서 가려움증도 잘 생깁니다.
   ② 가장 흔한 두피 가려움증의 원인은 지루습진입니다.
   ③ 그 외에도 정신적 스트레스, 건선, 아토피피부염, 염색약 등에 의한 접촉피부염 등 다양한 원인이 있습니다.

19. 가려움증 원인을 밝히기 위한 체크리스트

이제 가려움증을 유발하는 원인에 대해 잘 이해했을 거라 생각합니다. 읽으면서 자신에게 해당되는 가려움증의 원인을 찾았는지요? 대부분 2가지 이상의 원인을 발견했을 거라고 생각합니다. 가려움증은 여러 원인이 복합적으로 작용하여 생기며, 바람직하지 않은 생활 습관과 생활 환경에 의해서 악화됩니다.

자신의 가려움증의 원인을 밝히는 것이 가려움증 치료의 핵심 단계이며, 가려움증을 유발하는 원인을 제거하는 것이 가려움증 치료의 원칙입니다. 20가지 가려움증의 원인 중에서 자신의 가려움증의 원인이 무엇인지 찾기 위한 체크리스트를 준비했습니다.

해당되는 항목에 체크하여 현재 나를 괴롭히고 있는 가려움증의 원인이 무엇인지 확인해 보기 바랍니다. 항목별로 설명해 놓은 상황이나 경우에 해당하면 체크박스에 체크하면 됩니다. 모두 만족하는 경우가 아니더라도 하나라도 해당되면 체크하기 바랍니다.

자신의 가려움증 원인이 잘 생각나지 않는다면 이 책을 다시 한 번 읽고 공부하기 바랍니다. 그러면 치료에 큰 도움이 될 것입니다. 몇 가지 원인에 체크가 되었다면 반드시 그 원인들을 없애기 위해서 노력해야 합니다. 그러면 그동안 나를 괴롭혀온 가려움증을 없앨 수 있습니다.

각 체크리스트 아래에 적힌 설명 중 하나라도 본인에게 해당되는 것이 있다면 체크박스에 체크하기 바랍니다. 그것이 지금 여러분이 가려운 원인일 것입니다.

가려움증 원인을 찾기 위한 자가 진단 체크리스트

1. 피부가 건조하다. ☐

다음과 같은 증상이 있으면 피부가 건조한 것입니다.
- 피부를 만져보면 거칠거칠하다.
- 피부가 가죽을 만지는 것처럼 뻣뻣하다.
- 피부가 보푸라기처럼 허옇게 일어난다.
- 피부에서 각질이 떨어져 나온다.
- 논바닥 갈라지듯이 피부가 갈라진다.

2. 보습제를 제대로 바르지 않는다. ☐

다음 설명에 해당한다면 보습제를 제대로 바르지 않는 것입니다.
- 보습제를 발라본 적이 없다.
- 보습제가 끈적거려서 자주 바르지 않는다.

- 보습제를 하루 1번은 꼭 바른다. (하루 2번은 발라야 한다.)
- 가려운 피부에만 보습제를 바른다.
- 보습제를 바르기 전에 샤워를 해서 이전에 바른 보습제를 닦아낸다.
- 보습제가 아까워서 조금만 바른다.
- 보습제 대신 올리브 오일을 바른다.
- 보습제 대신 알로에를 바른다.
- 약산성 보습제인지 확인해 보지 않았다.

3. 피부가 노화되었다. ☐

다음에 해당한다면 피부 노화가 많이 진행된 것입니다.
- 나이가 60세 이상이다.
- 젊었을 때보다 피부가 건조해졌다.
- 피부의 탄력이 떨어졌다.
- 피부 상처가 잘 낫지 않는다.
- 피부에 주름살이 많이 생겼다.
- 피부에 기미, 주근깨, 검버섯, 흑자 등 노인성 피부질환이 많아졌다.

4. 폐경이 되었다. ☐

다음에 해당한다면 여성 호르몬의 분비가 감소되어 있는 폐경 상태와 동일하다고 할 수 있습니다.
- 월경이 중지되었다.
- 난소 적출 수술을 받았다.
- 50세 이상 여성이다.

5. 때를 민다. ☐

다음에 해당한다면 체크박스에 체크하세요.
- 주기적으로 때를 민다.
- 주기적이지는 않지만 간혹 때를 민다.
- 가끔 세신사에게 때를 민다.
- 때를 밀지 않으면 찝찝하다.
- 1년에 1~2회 정도 아주 드물게 때를 민다.

6. 비누질을 매일 한다. ☐

다음에 해당하면 비누가 피부장벽을 망가뜨립니다. 하나라도 해당되면 체크
박스에 체크하세요.

- 매일 샤워하며, 샤워 시 샤워 타월에 거품을 낸 후에 몸을 문지른다.
- 샤워 타월은 사용하지 않지만 손에 거품을 내서 매일 비누질을 한다.

7. 비누질을 오래 한다. ☐

다음에 해당하면 비누가 피부장벽을 망가뜨립니다. 하나라도 해당되면 체크
박스에 체크하세요.

- 비누 거품을 30초 이상 몸에 문지른다.
- 샤워 타월로 전신을 박박 문지른다.
- 욕조에서 거품 목욕을 자주 한다.

8. 집 안 습도가 50퍼센트 이하이다. ☐

다음에 해당하면 집 안이 건조할 가능성이 높습니다. 하나라도 해당되면 체
크박스에 체크하세요.

- 아파트에 산다.
- 집 안 습도가 50퍼센트 이하이다.
- 가습기를 틀지 않는다.
- 아침에 일어나면 콧속과 입 안이 건조하다.
- 집 안에서 빨래가 금방 마른다.
- 집 안에 습도계가 없다.

9. 집 안이 너무 덥다. ☐

다음에 해당하면 집 안 온도가 높은 것입니다. 하나라도 해당되면 체크박스
에 체크하세요.

- 집 안 온도가 섭씨 22도 이상이다.
- 집 안이 더운 편이다.
- 집 안에서 사철 반팔로 생활한다.
- 집 안에서 땀을 자주 흘린다.
- 겨울철에 난방을 심하게 한다.

– 잘 때 땀이 난다.

– 이불을 덮지 않고 잔다.

10. 잘 때 이불 속 온도가 높다. □

잘 때 이불 속 온도가 높으면 피부가 가려워집니다. 다음 중 하나라도 해당
된다면 체크박스에 체크하세요.

– 전기요를 깔고 잔다.

– 전기 이불을 사용한다.

– 온돌이 뜨끈뜨끈하다.

11. 복용하는 약물이 여러 종류이다. □

복용 중인 약물이 가려움증을 유발할 가능성이 있습니다. 다음 중 하나라도
해당된다면 체크박스에 체크하세요.

– 매일 먹는 약이 있다.

– 어떤 약을 복용하기 시작한 후로 가려운 것 같다.

– 약을 2주 정도 쉬면 덜 가려운 것 같다.

12. 비타민제를 비롯한 영양제를 복용 중이다. □

영양제도 부작용으로 가려움증을 유발할 가능성이 있습니다. 다음 중 하나
라도 해당된다면 체크박스에 체크하세요.

– 비타민제를 매일 복용한다.

– 오메가3를 매일 복용 중이다.

– 몸에 좋다는 좋은 영양제를 복용 중이다.

– 생각해 보니 새로운 영양제를 먹기 시작한 후에 가려움증이 생겼다.

13. 건강기능식품을 복용 중이다. □

건강기능식품도 부작용으로 가려움증을 유발할 가능성이 있습니다. 다음 중
하나라도 해당된다면 체크박스에 체크하세요.

– 주위 사람들이 많이 먹는 건강기능식품을 복용 중이다.

– 주위 사람들이 추천한 건강기능식품을 복용 중이다.

– 갱년기에 좋다는 건강기능식품을 복용 중이다.

– 생각해 보니 새로운 건강기능식품을 먹은 후에 가려움증이 생겼다.

14. 어떤 음식을 먹으면 가려워진다. ☐

특정 음식 성분이 가려움증의 원인일 수 있습니다. 다음 중 하나라도 해당 사항이 있으면 체크박스에 체크하세요.

– 새우를 먹으면 가렵다.

– 땅콩을 먹으면 가렵다.

– 특정 음식을 먹으면 가렵다.

15. 피부질환이 있다. ☐

피부에 병이 생기면 가려움증이 생깁니다. 다음 중 하나라도 해당 사항이 있으면 체크박스에 체크하세요.

– 피부에 붉은 발진이 생겼다.

– 피부질환을 치료 중이다.

– 피부발진이 가렵다.

16. 내과질환을 치료 중이다. ☐

내과질환이 가려움증의 원인일 수 있습니다. 다음 중 하나라도 해당 사항이 있으면 체크박스에 체크하세요.

– 당뇨병으로 치료 중이다.

– 만성 신장질환으로 치료 중이다.

– 만성 내과질환으로 치료 중이다.

– 내과질환이 잘 조절되지 않는다.

17. 스트레스를 자주 받는다. ☐

다음 중 하나라도 해당 사항이 있으면 체크박스에 체크하세요.

– 스트레스를 잘 받는 편이다.

– 스트레스를 받으면 더 가렵다.

– 사소한 일에도 신경이 많이 쓰인다.

– 스트레스 받는 일을 그냥 넘기고 싶은데 마음대로 되지 않는다.

18. 손을 자주 닦는다. ☐

다음 중 해당 사항이 있으면 체크박스에 체크하세요.

– 하루에 5회 이상 손을 닦는다.

– 비누를 1분 이상 손에 문지른다.

– 알코올 소독제를 자주 사용한다.

– 핸드크림을 잘 바르지 않는다.

– 물일을 많이 한다.

19. 피부 감각이 변화되었다.　□

다음 중 하나라도 해당된다면 체크박스에 체크하세요.

– 피부 한 부분의 감각이 변화했고 가렵다.

– 대상포진을 앓은 후에 피부가 가렵다.

– 날갯죽지 부근의 감각이 변화했고 가렵고 아프다.

20. 자주 긁는다.　□

자꾸 긁는 행동이 가려움증의 원인인 경우가 흔합니다. 다음 중 하나라도 해당된다면 체크박스에 체크하세요.

– 손목 부위를 습관적으로 긁는다.

– 사람들과 이야기할 때 목 부위를 긁는 버릇이 있다.

– 한쪽 발로 다른 쪽 발을 긁는다.

– 참을 만한 가려움증인데 참지 못하고 긁는다.

– 긁을 때의 쾌감이 좋아 피부를 자꾸 긁는다.

　

20개의 체크박스 중에 몇 개나 체크했나요? 체크된 박스 수가 많으면 그만큼 가려움증의 원인이 될 만한 요소가 많은 것입니다. 생각지 못했던 요소가 가려움증 원인으로 체크된 경우도 있을 것입니다.

가려움증의 원인으로 체크된 원인들에 대해서는 책의 내용을 꼼꼼히 다시 한번 읽어서 피부가 가려운 원인을 과학적으로 이해하기 바랍니다. 그리고 그중 정확히 어떤 것이 가려움증을 일으키는지 생각해 보길 권합니다. 가려움증의 재발을 막기 위해서는 처음부터 원인을 정확히 짚는 것이 중요합니다. 그것이 가려움증을 치료하는 첫걸음이기 때문입니다.

가려움증 원인 및 악화 요인을 제거하는 노력을 합니다.

1. 피부 건조를 예방하며, 악화 요인을 피하기 위해 매일 노력합니다.
2. 복용 중인 약이 있다면 꼭 필요한 약만 복용합니다.
3. 영양제와 건강기능식품은 모두 중단합니다.
4. 가려움증을 유발하는 음식은 피합니다.
5. 피부질환은 피부과 전문의에게 치료를 받습니다.
6. 내과질환이 있는지 주기적으로 검사하고 치료합니다.
7. 스트레스를 피하고, 정신적 문제가 있다면 치료합니다.
8. 아무리 가려워도 처음 1~2분만 긁지 않고 참아봅니다.

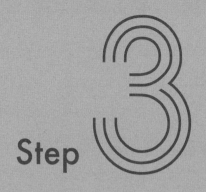

Step 3

가려움증의 원인과
악화 요인을 제거합니다

1. 피부 건조를 예방하며
악화 요인을 피하기 위해 매일 노력합니다

피부 가려움증의 원인을 규명했다면 그 원인을 제거하는 노력을 반드시 해야 합니다. 더불어 가려움증을 악화시키는 생활 습관과 나쁜 생활 환경을 숙지하고, 생활 습관과 환경을 개선해야 합니다. 또한 가려움증을 완화시킬 수 있는 방법들을 배워서 매일 생활 속에서 실천하도록 합니다. 이런 노력을 꾸준히 하는 것이 가려움증 치료에 필수적입니다.

앞에서 수차례 말했듯, 건조한 피부가 가려움증을 유발합니다. 피부가 건조해지는 것은 피부를 감싸고 있는 각질층이 손상을 받아 피부장벽이 망가졌기 때문입니다. 나이가 들수록, 피부의 산도가 높아질수록, 목욕하면서 때를 밀거나 비누를 많이 사용할수록, 실내 환경이 건조해서 습도가 낮거나 실내 온도가 높을수록 피부는 건조해진다고 했습니다.

그러면 피부가 건조해지는 것을 예방하기 위해서는 무엇을 어떻게 해야 할까요? 손상된 각질층을 정상화시켜야 합니다. 각질층이 정상화되면 피부장벽 기능이 좋아지기 때문에 수분 소실이 일어나지 않아 피부는 건조해지지 않습니다. 각질층은 지질 성분으로 구성되어 있기 때문에 각질층을 정상화시키기 위해서는 부족해져 있는 지질 성분이 더 이상 없어지지 않게 하고, 더 나아가 지질 성분을 보충해 주어야 합니다.

기본적으로 '내 피부에 기름막을 두껍게 유지한다'는 생각을 해야 합니다. 피부에 존재하는 기름막을 손상시키는 행위는 절대로 해서는 안 됩니다. 또한 부족해진 기름막을 구성하는 지질 성분을 외부에서 지속적으로 발라주어야 합니다. 그러기 위해서는 아래 11가지 일들을 꼭 실천해야 합니다.

1) 목욕할 때
때를 밀지 않습니다

나이가 들어 건조한 피부에는 기름막이 많이 소실되어 별로 남아 있지 않습니다. 얼마 남아 있지 않은 기름막을 유지하기 위해서 노력해야 합니다. 때를 미는 행위는 각질층을 밀어내는 행위입니다. 각질층은 피부의 수분이 빠져나가지 않게 해주는 기름막입니다. 따라서 때를 미는 것은 기름막을 손상시키는 아주 나쁜 행동입니다.

피부의 가장 바깥층인 각질층은 죽은 피부세포인 각질과 그 사이를 채우는 지질로 구성되어 있습니다. 때를 밀면 무언가가 돌돌 말려 나옵니다. 사람들은 그것을 때라고 착각하지만, 사실은 각질층이 돌돌 말려 나오는 것입니다.

때를 미는 것은 이처럼 피부를 감싸고 있는 각질층, 즉 기름막을 손상시키는 행위입니다. 때를 밀면 기름막이 소실되기 때문에 피부의 수분이 쉽게 증발하여 피부가 건조해집니다. 따라서 때를 미는 사람의 피부는 매우 건조해집니다. 절대로 때를 밀면 안 되는 이유입니다.

2) 비누 거품을 오래 문지르지 않습니다

비누는 기름때를 잘 없애줍니다. 기름을 잘 녹여낸다는 의미입니다. 비누는 세균의 세포막을 형성하는 지질 성분노 녹여서 세균을 죽입니다. 비누 성분인 계면활성제는 각질층의 기름 성분도 당연히 녹여냅니다. 결과적으로 비누 사용은 각질층의 기름막에 손상을 초래하기 때문에 비누를 과다하게 사용하면 피부는 건조해집니다. 따라서 샤워할 때는 손바닥에 비누 거품을 낸 후에 더러운 부위에 살짝 발라주는 정도로만 비누를 사용하는 것이 좋습니다.

샤워 타월로 거품을 내서 피부를 문지르는 행위도 하지 말아야 합니다. 각질층은 피부에 아주 살짝 붙어 있습니다. 각질층은 곧 떨어져 나갈 죽은 피부세포층이기 때문에 살짝만 문질러도 죽은 세포인 각질과 그 사이를 채우고 있는 기름막이 쉽게 밀려 나갑니다. 따라서 비누 거품으로 문질러서 닦지 말고 아주 살살 비누 거품을 발라주는 것이 좋습니다.

3) 고형 비누 대신
약산성 클렌저를 사용합니다

샤워할 때는 고형 비누 대신 약산성 클렌저를 사용하는 것이 좋습니다. 그 이유는 피부의 정상 산도가 약산성이기 때문입니다. 고형 비누는 제조 과정 특성상 알칼리 산도를 갖게 되는데, 그래서 약산성인 피부 건강에 좋지 않습니다. 그러나 소위 물비누라고 하는 클렌저는 산도를 조절하여 약산성으로 만들 수 있습니다. 약산성 클렌저는 피부의 산도를 정상적인 약산성 상태로 유지시키기 때문에 피부의 건강과 기능을 좋게 유지시킬 수 있습니다.

약산성 클렌저를 사용하여 손바닥에 거품을 만든 후, 세균 증식이 잘되며 더럽게 느껴지는 부위인 항문 주위나 겨드랑이 등에 살짝 발라줍니다. 그다음 물로 헹궈주는 정도로 샤워를 하는 것이 좋습니다. 약산성 클렌저도 너무 많이, 자주 사용하면 고형 비누와 마찬가지로 각질층에 존재하는 지질을 녹여내기 때문에 가능하면 적게 사용하고, 더러운 피부에만 사용하는 것을 권장합니다.

4) 샤워 횟수와
시간을 줄입니다

샤워의 빈도는 가능하면 줄이는 것이 좋습니다. 일주일에 2~3회 정도만 샤워를 하고, 가능한 한 간단하게 합니다. 땀을 많이 흘려서 샤워를 하는 경우에는 물로만 땀을 닦아주는 것이 좋습니다. 그리고 비누 거품을 너무 오래 문지르는 행동은 피하는 것이 좋습니다.

참고로 저는 샤워 시간이 2분 정도로 아주 짧습니다. 세수는 약산성 클렌저로 손바닥에 거품을 내서 얼굴에 바른 후에 물로 닦아내면 30초 이내로 끝납니다. 샤워도 약산성 클렌저로 거품을 내어 몸에 바른 후에 흐르는 물로 닦아내면 2분이면 충분합니다. 샤워를 몇십 분씩 하는 것은 피부에 좋지 않은 습관입니다.

샤워하는 물 온도는 미지근한 것이 좋습니다. 너무 뜨거운 불이나 찬물로 샤워하는 것은 권하지 않습니다. 사람의 피부 온도는 약 31~32도이므로 미지근한 물로 샤워하는 것이 좋습니다.

머리는 피지 분비가 많아 건조해질 염려가 없습니다. 오히려 피지 양이 많으면 지루습진이 생기거나 머리가 가려워질 수 있으므로 샴푸로 하루에 한 번 감는 것이 좋습니다.

머리는 하루에 한 번 감더라도 몸은 주 2~3회만 샤워합니다.

5) 뜨거운 탕 속에 들어가지 않습니다

목욕할 때 뜨거운 물이 담겨 있는 탕 속에 오래 들어가 있는 것도 각질층 기름막 유지에 도움이 되지 않습니다. 목욕할 때 뜨거운 탕에 오래 들어가 있으면 각질층의 기름 성분이 약간 액체화됩니다. 기름은 온도가 올라가면 고체에서 액체로 형태가 바뀌기 때문입니다. 그러면 각질층을 구성하는 기름막의 분자 구조가 바뀌어 수분을 막아주는 능력이 감소됩니다. 그만큼 수분 소실이 증가하여 피부가 건조해집니다. 따라서 피부가 건조하고 가려운 사람들은 탕 속에 들어가지 않도록 합니다.

6) 샤워 후 물기를 닦을 때 문지르지 않고 두드려 말립니다

샤워 후에 수건으로 물기를 닦을 때도 수건으로 두드리면서 물기를 말리는 것을 추천합니다. 각질층은 곧 떨어져 나갈 죽은 세포인 각질로 형성되어 있으므로 아주 약한 힘을 주어도 떨어져 나가거나 손상을 받을 수 있습니다. 따라서 마른 수건으로 힘을 주어 닦는 것은 바람직하지 않고, 살살 두드려서 닦도록 합니다.

수건으로 문지르는 행위는 피부에 자극을 주어 피부의 염증을 일시적으로 심하게 만들 수 있어서 가려움증을 더 느끼게 할 수 있습니다.

뭐 이런 것까지 주의를 해야 하나 생각할 수 있지만, 매사에 세심한 것까지 노력하는 것이 가려움증 치료에 도움이 된다고 생각하기 바랍니다.

7) 보습제를 하루 2회 이상 바릅니다

① 왜 보습제를 발라야 하나요?

피부는 나이가 들수록 젊을 때와 비교하여 피부 각질형성세포의 지질 합성 능력이 감소합니다. 나이가 들수록 지질 합성이 감소하기 때문에 기름막의 두께가 점점 얇아지고 피부장벽의 기능이 감소합니다. 피부가 지질을 합성하지 못하여 건조해지기 때문에 나이 들어 피부가 건조해지는 것을 예방하는 가장 좋은 방법은 지질 성분을 피부에 발라주는 것입니다.

시중에서 구입할 수 있는 보습제는 피부에 존재하는 지질 성분을 포함하고 있습니다. 나이가 들수록 보습제를 하루에 2회 이상 듬뿍 발라주어야 합니다. '피부가 기름을 못 만드니 대신 발라준다'고 생각하고 매일 발라줍니다.

② 어떤 보습제를 선택하는 것이 좋을까요?

피부세포가 형성하는 주된 지질 성분은 콜레스테롤, 세라마이드, 지방산 3종류입니다. 피부에는 이 3가지 지질 성분이 1:1:1 비율로 존재합니다. 시중에서 판매하는 대부분의 보습제는 피부의 지질과 동일하게 3가지 지질을 넣어 만든 것들입니다. 콜레스테롤, 세라마이드, 지방산을 1:1:1 비율로 넣은 보습제가 피부의 지질 성분과 동일하기 때문에 가장 좋습니다.

그러나 제품을 만드는 회사 입장에서는 비싼 지질을 덜 넣는 편이 유리합니다. 보습제 원료 중에 가장 비싼 세라마이드를 적게 넣고 만든 보습제도 있으니 잘 확인하고 선택하는 것이 좋습니다.

보습제 대신 올리브 오일이나 바세린을 바르는 사람들도 있습니다. 아무것도 바르지 않는 것보다는 좋지만, 피부의 지질 성분과 동일하게 만든 보습제에 비해서는 아무래도 효과가 떨어집니다. 피부장벽을 재생하거나 피부장벽의 기능을 좋게 하는 능력이 떨어지기 때문입니다. 그래서 권하지 않습니다. 콜레스테롤, 세라마이드, 지방산이 1:1:1 비율로 포함되어 있는 보습제를 선택하여 바르는 것이 훨씬 효과적입니다.

최근 서울대학교병원 피부과 연구실에서 발표한 연구 결과에 따르면, 각질층 형성과 피부장벽 기능 유지에 당 성분이 중요한 것으로 밝혀졌습니다. 당 성분이란 글루코스(Glucose)를 비롯한 탄수화물을 구성하는 단당류를 말합니다. 건조한 피부와 노화된 피부에서는 각질층에 존재하는 당 성분이 감소한다는 사실이 최근에 밝혀졌습니다. 따라서 당 성분을 피부에 보충해 주는 것이 피부장벽 유지에 중요하기 때문에, 최근 시판되는 보습제에는 피부에 부족해진 당 성분을 함유한 제품이 나와 있습니다. 보습제를 선택할 때는 지질 성분과 아울러 당 성분이 들어 있는지 확인하고 구입하면 좋습니다.

③ 보습제를 바르는 옳은 방법은?

보습제를 선택했으면 잘 발라야 합니다. 얼마나 바르면 좋을까요? 보습제가 아깝다고 찔끔찔끔 바르면 안 됩니다. 충분히 짜서 전신에 듬뿍 발라야 합니다. 펴 바르면 피부에 잘 흡수되기 때문에, 바르고 옷을 입어도 옷에 별로 묻지 않습니다. 너무 많은 양을 바르는 게 아닌가 생각될 정도로 충분히 듬뿍 바르는 것이 좋습니다.

하루 몇 번을 바르면 좋을까요? 바르는 횟수는 얼마나 피부가 건조한지에 따라 결정해야 합니다. 피부가 덜 건조하면 하루 2회 바르는 것으로 충분할 수 있지만, 피부가 많이 건조하다면 하루 3회 또는 그 이상을 발라야 합니다.

"보습제를 바르기 전에 샤워를 꼭 해야 하나요?" 이렇게 질문하는 환자들이 많습니다.

먼저 바른 보습제를 닦아내고 발라야 한다고 생각해서 보습제를 바르기 전에 샤워를 하는 사람들이 있습니다. 그러나 샤워로 전에 바른 보습제를 닦아내면 안 됩니다.

보습제는 피부에 부족한 지질 성분을 보충해 주는 것입니다. 피부가 기름을 못 만들기 때문에 대신 발라주는 거라고 했습니다. 따라서 먼저 바른 보습제를 씻어내지 말고 덧발라주는 것이 좋습니다. 반복적으로 보습제를 덧발라 피부를 감싸고 있는 기름막을 두껍게 해준다고 생각해야 합니다.

건조한 피부에 부족한 기름막을 잘 형성해 준다 생각하고 덧발라주기 바랍니다. 보습제를 닦아내기 위해 샤워를 할 필요는 없으나, 일상적으로 샤워한 후에는 수건으로 물기를 두드려 말린 후에 바로 보습제를 꼭 발라줘야 합니다.

보습제를 바른 후의 끈적거리는 느낌이 싫어서 안 바른다는 사람들이 있습니다. 끈적거리는 느낌을 좋아해야 합니다. 끈적거리는 느낌은 1~2분 후에는 없어지고, 피부 건조가 개선되면서 피부는 보들보들해집니다. 가능하면 보습 효과가 좋은 보습제를 선택해서 전신에 골고루 잘 문질러 바르기를 당부합니다.

언제까지 보습제를 발라야 할까요? 나이가 들수록 피부세포는 지질을 만드는 능력이 감소하고, 그 결과 피부에 기름막이 없어지고 피부는 건조해진다고 했습니다. 피부가 못 만드는 지질을 보습제 형태로 외부에서 발라준다고 생각해야 합니다. 따라서 보습제는 나이가 들수록 더 자주, 더 많은 양을 발라야 하고 평생 보습제를 바르는 것을 습관화해야 합니다.

8) 실내 습도를
50퍼센트 이상으로 유지합니다

실내가 건조하면 집 안에 널어놓은 빨래가 잘 마르듯이, 피부도 잘 마릅니다. 건조한 공기가 젖은 빨래에서 수분을 빼앗아가듯이, 실내가 건조하면 피부에서 수분을 빼앗아가서 피부는 매우 건조해집니다. 우리나라 대기의 평균 습도는 여름철(6~8월)에는 높고, 겨울철(12~2월)과 봄철(3~5월)에는 낮아집니다. 피부 건조증과 피부 가려움증이 일반적으로 겨울철과 봄철에 심해지는 이유입니다.

대기가 건조해지는 겨울이면 피부가 건조해지고, 가려움증 환자가 많아집니다. 반대로, 습도가 높은 여름철에는 피부가 덜 건조하며 가려움증도 줄어듭니다. 그러나 여름철에는 기온이 높아 피부 혈관이 늘어나고 땀을 많이 흘리면서 피부가 자극을 받기 쉬운 상태가 되기 때문에 피부염이 쉽게 생기고 그로 인한 가려움증이 생깁니다.

정리하면, 여름철에 생기는 가려움증은 자극에 의한 피부염 때문인 경우가 많습니다. 반면에, 겨울철에 심해지는 가려움증은 대기 습도가 낮아 피부가 건조해져서 생기는 것입니다.

요즘 많은 사람들이 거주하는 아파트 실내는 굉장히 건조해지기 쉬운 환경입니다. 제가 사는 아파트도 겨울철에 난방이 들어오기 시작하면 실내 습도가 20퍼센트 전후로 내려가며 매우 건조해집니다. 겨울철에는 대기도 건조해지는데 난방을 하면 실내 습도가 줄어들어 매우 건조한 상태가 됩니다. 그러면 피부가 더욱 건조해질 수밖에 없고, 가려워집니다. 따라서 실내 습도를 올려야 합니다.

그렇다면 어느 정도까지 실내 습도를 올리는 것이 좋을까요? 최소 50퍼센트 이상으로 유지하는 것이 좋습니다. 그러기 위해서는 많은 노력을 해야 합니다. 특히 아파트에 거주한다면 습도계를 두고 실내 습도를 항상 체크하면서 습도를 유지할 필요가 있습니다. 가습기를 방마다 틀어놓는 것이 중요하고, 식물을 키우거나 빨래를 널어두면 실내 습도를 유지하는 데 도움이 됩니다.

사무실의 습도도 50퍼센트 이상으로 유지하는 것이 좋습니다. 바쁘게 일할 때는 괜찮다가 집에만 오면 가려운 경우가 많습니다. 하루 8시간 이상 생활하는 사무실이 건조하다면 피부도 건조해질 수밖에 없고, 그 결과 집에서 가려움증을 더 느끼게 됩니다. 직장에서 가려움증을 못 느끼더라도 건조한 사무실에서 피부는 건조해지고 있음을 인식하고, 사무실 습도도 50퍼센트 이상으로 유지해야 합니다. 실내 습도를 50퍼센트 이상으로 유지하기가 쉽지는 않지만 이는 피부 건조를 예방하고 가려움증을 줄이기 위해 꼭 해야 하는 일입니다.

9) 실내 온도는
섭씨 20~22도로 유지합니다

건강에 좋은 실내 온도는 섭씨 20~22도입니다. 좀 낮지 않나 생각할 수도 있지만 20도에서 22도 사이를 유지하는 것이 건강에도 좋고 피부에도 좋습니다. 실내 온도가 높아질수록 실내 습도는 떨어지고, 피부에서 수분이 대기 중으로 많이 증발되어 피부가 건조해집니다.

그리고 실내 온도가 높으면 피부 혈관이 늘어나고, 늘어난 혈관을 통해서 염증세포가 더 모입니다. 그 결과 염증세포가 가려움증을 유발하는 물질을 더 만들어내서 가려움증이 심해집니다.

따라서 실내 온도는 20~22도 전후로 유지하는 것이 좋습니다. 고령자나 추위를 많이 타는 사람들도 내복을 입고 실내 온도를 20~22도로 유지하면 가려움증을 덜 느끼게 되고, 피부도 건강해집니다.

10) 이불 속 온도도 낮게 유지합니다

잠을 잘 때 난방을 많이 하거나, 바닥이 뜨끈하게 불을 때거나, 선기요를 깔고 자면 이불 속 온도가 많이 상승합니다. 그러면 피부는 더 건조해지고, 가려움증이 심해집니다. 가려우니까 긁고, 긁는 자극에 의해서 가려움증은 더 심해지는 악순환이 반복됩니다. 이불 속 온도가 올라가지 않도록 시원한 환경에서 수면을 취하는 것이 피부 건조와 가려움증을 억제하는 데 도움이 됩니다.

11) 가려움을 줄이기 위해서
알코올을 바르는 것을 중단합니다

가려운 피부에 알코올을 바른 다음 시원한 느낌으로 가려움증을 일시적으로 억제하는 사람들이 있습니다. 그러나 알코올은 피부에 있는 지질을 녹여내고 피부의 기름막을 손상시킵니다. 알코올을 소독제로 사용하는 이유가 세균의 세포막에 있는 기름막을 손상시켜 균을 죽이기 때문입니다.

따라서 알코올을 바르면 피부의 기름막이 손상을 받기 때문에 피부장벽이 망가집니다. 그러면 피부는 더 건조해지고, 결국 더 가려워집니다. 한마디로, 알코올 사용은 피부 가려움증을 악화시키는 행위입니다.

차가운 자극이 가려움증을 억제하는 효과가 있습니다. 따라서 알코올 대신 차가운 얼음을 가려운 피부에 대고 있거나 찬물로 샤워하는 것은 일시적으로 가려움증을 완화시키는 효과가 있습니다.

반대로 더운 자극은 가려움증을 심하게 합니다. 온도가 아주 높아 통증을 유발할 정도의 뜨거운 자극이라면 통증이 일시적으로 가려움증을 억제하는 효과가 있습니다.

이런 일시적인 효과 때문에 아주 뜨거운 물로 샤워를 하는 사람들이 있습니다. 그러나 뜨거운 물로 샤워하는 것은 일시적인 효과에 불과하고 오히려 피부에 염증을 유발하기 때문에 피하는 것이 좋습니다.

1. 때를 밀지 않습니다.

   때를 미는 것은 피부의 기름막을 손상시켜 건조하게 만드는 나쁜 습관입니다.

2. 비누 거품을 오래 문지르지 않습니다.

   비누 거품은 각질층의 기름 성분을 녹여내어 피부를 건조하게 만듭니다.

3. 고형 비누 대신 약산성 클렌저를 사용합니다.

   약산성 클렌저가 피부의 정상 산도와 유사하여 고형 비누보다 피부 건강에 좋습니다.

4. 샤워 횟수와 시간을 줄입니다.

   머리는 하루에 한 번 감되, 샤워는 주 2~3회 짧고 간단하게 합니다.

5. 뜨거운 탕 속에 들어가지 않습니다.

   뜨거운 탕 속에 들어가면 피부상벽 기능 감소로 수분 소실이 증가하여 피부가 건조해집니다.

6. 샤워 후 물기를 닦을 때 문지르지 않고 두드려 말립니다.

   샤워 후 마른 수건으로 힘주어 물기를 닦으면 각질층이 손상됩니다.

7. 보습제를 하루 2회 이상 바릅니다.

   ① 나이가 들수록 피부가 못 만드는 지질 성분을 보습제로 보충해야 합니다.

   ② 피부와 동일한 지질 성분과 당 성분이 포함된 보습제를 선택합니다.

   ③ 보습제는 하루 최소 2회, 너무 많은 양이 아닌가 할 정도로 충분히 바릅니다.

   ④ 보습제는 씻어내지 않고 덧바릅니다.

   ⑤ 보습제는 평생 발라야 합니다.

8. 실내 습도를 50퍼센트 이상으로 유지합니다.

① 우리나라의 겨울철과 봄철은 매우 건조하여 피부가 건조해지고 가려움증도 심해집니다.

② 실내가 건조하면 가려움증이 심해지므로, 집이든 사무실이든 실내 습도는 50퍼센트 이상으로 유지합니다.

9. 실내 온도는 섭씨 20~22도로 유지합니다.

① 실내 온도는 20도에서 22도 정도로 유지하는 것이 건강과 피부에 좋습니다.

② 실내 온도가 높으면 습도가 낮아져 가려움증이 심해집니다.

10. 이불 속 온도도 낮게 유지합니다.

피부 건조와 가려움증을 막는 데 낮은 이불 속 온도가 도움이 됩니다.

11. 가려움을 줄이기 위해서 알코올을 바르는 것을 중지합니다.

① 알코올은 피부 기름막을 손상시켜 피부를 건조하게 만들고 가려움증을 악화시킵니다.

② 얼음이나 찬물은 일시적으로 가려움증을 완화하는 효과가 있습니다.

③ 더운 자극은 가려움증을 심화시키고 뜨거운 물로 샤워하는 것은 피부에 염증을 유발하므로 좋지 않습니다.

2. 꼭 필요한 약만 복용합니다

　내가 먹는 약이 가려움증의 원인일 수 있다고 생각하는 사람은 얼마나 될까요? 제 경험에 의하면 거의 없습니다. 서울대학교병원 피부과에서 가려움증 환자들을 진료하면서, 복용 중인 약이 가려움증의 원인일 가능성이 있으니 꼭 필요한 약 외에 일시적으로 복용을 중지해도 되는 약은 중단하라고 하면 환자들은 의구심을 품습니다. 하지만 약물 부작용으로 가려움증을 유발하는 경우가 많다는 사실을 60~63쪽에서 설명했기 때문에 독자 여러분은 이해했을 것으로 생각합니다.

　약에 의한 가려움증이라고 의심하고 원인 약물을 찾는 것은 쉬운 일이 아닙니다. 그렇지만 가려움증으로 고생한다면 가능한 한 복용하는 약물의 숫자를 줄이는 노력이 필요합니다. 꼭 필요한 약이 아니라면 중단하는 것이 좋고, 꼭 복용해야 하는 약이라면 동일한 효능을 보이는 다른 성분의 약으로 교체하도록 합니다.

하루에 10개 내외의 약을 복용하는 환자들을 흔히 볼 수 있습니다. 3가지 질병을 앓고 있어 3명의 의사에게 치료를 받는 환자가 한 의사에게 3~4개 알약을 처방받으면 하루에 10개 내외의 약을 먹는 것은 그리 어렵지 않습니다. 제 생각으로는 한 의사가 처방하는 약 중 1개는 꼭 필요한 약이고, 2~3개는 보조약일 가능성이 높습니다. 따라서 10개의 약 중에서 3~4개만 꼭 필요하고 나머지 6~7개는 복용하면 도움은 되나 먹지 않아도 큰 문제가 없는 약일 수 있습니다.

가려움증으로 고생한다면 약을 처방하는 의사에게 가려움증으로 고생한다는 이야기를 하고, 꼭 필요한 약만 처방해 달라고 부탁해 보기 바랍니다. 의사에 따라서는 자신이 처방하는 약이 가려움증을 유발할 가능성이 없다고 이야기할 가능성이 있습니다.

그래도 줄여달라고 부탁해서 복용하는 약의 수를 줄여봐야 합니다. 줄이기 어렵다면 동일한 효능을 보이는 다른 성분의 약으로 교체하는 것을 추천합니다.

> **▶ 이것만은 꼭**

1. 약물 부작용으로 가려움증이 생기는 경우가 흔합니다.
2. 가려움증으로 고생한다면, 의사와 상담 후 꼭 필요하지 않은 약은 복용을 중단합니다.
3. 꼭 필요한 약은 같은 효능의 다른 약으로 교체합니다.

3. 영양제와 건강기능식품 복용은 모두 중단합니다

　영양제나 건강기능식품 속에는 우리 몸에 좋은 효과를 보이는 유효 성분이 들어 있습니다. 그러나 유효 성분 외에도 제품을 만들기 위해서 넣을 수밖에 없는 다양한 첨가물들이 들어 있습니다. 이론적으로 이들 유효 성분과 첨가물 성분들이 일부 사람들에서 알레르기 반응을 일으켜 가려움증을 유발할 수 있습니다. 피부발진이 생기면서 가려울 수도 있고, 피부발진 없이 가려움증만 발생할 수도 있습니다.

　약물 부작용으로 가려움증이 생길 수 있는 것과 마찬가지로, 영양제나 건강기능식품에 들어가 있는 성분들의 부작용으로 가려움증이 발생하는 것입니다. 지금 복용하고 있는 영양제나 건강기능식품 때문에 가려움증이 생겼다고 의심하기는 쉽지 않습니다. 의사가 그럴 수 있다고 설명해도 대부분의 환자들은 믿지 못합니다.

평소 앓고 있는 질환을 치료하고자 복용하는 약물과 달리, 비타민 같은 영양제나 건강기능식품은 꼭 복용해야 하는 것은 아닙니다. 먹어도 그만, 안 먹어도 그만입니다.

사실, 의사가 복용을 지시한 것이 아니라 광고에 현혹되어, 또는 친구가 먹으니까 따라서 먹는 경우가 많습니다. 의사인 제 생각에는 밥 잘 먹고 운동 열심히 하면 영양제나 건강기능식품을 따로 챙겨 먹을 필요가 없습니다.

따라서 가려움증으로 고생하는 사람들은 가려움증이 좋아질 때까지 영양제나 건강기능식품의 복용을 중단하는 것이 좋습니다. 이런 것들이 가려움증을 유발한 원인일 수 있기 때문입니다.

▶ 이것만은 꼭

1. 영양제와 건강기능식품의 성분이 가려움증을 일으킬 수 있습니다.
2. 가려움증 환자들은 영양제와 건강기능식품 복용을 중단하는 게 좋습니다.

4. 가려움증을 유발하는 음식은 피합니다

이론적으로는 모든 음식이 가려움증을 유발할 수 있다고 했습니다. 음식 속에는 알레르기를 유발할 수 있는 다양한 성분들이 들어 있습니다.

새우나 꽃게를 먹을 때마다 몸이 가려운 사람들이 있습니다. 새우나 꽃게에 들어 있는 어떤 성분이 알레르기 반응을 유발했기 때문입니다. 또 알을 먹을 때마다 두드러기가 생기면서 가려운 사람이 있습니다. 알에 들어 있는 특정 성분이 두드러기를 유발했기 때문입니다. 나에게도 이런 음식이 있는지 고민해 봐야 합니다.

어떤 음식을 먹을 때마다 예외 없이 피부가 가려워진다면, 그 음식에 들어 있는 특정 성분이 알레르기 반응을 일으킨다고 의심하고 그 음식을 피하도록 합니다.

그러나 같은 음식을 먹었는데도 어떨 때는 괜찮고, 어떨 때는 가렵다면 달리 생각해 봐야 합니다. 만약 새우를 먹을 때마다 항상 가려운 게 아니라 간혹 가렵다면, 특정 새우 종류에만 가려움증을 유발하는 성분이 들어가 있거나 새우가 문제가 아니라 새우를 요리할 때 들어가는 다른 성분이 문제일 수 있습니다. 어떨 때는 들어가고 어떨 때는 들어가지 않은 성분이 가려움증을 유발하는 경우입니다.

▶ 이것만은 꼭

1. 이론적으로는 모든 음식이 가려움증을 유발할 수 있습니다.
2. 먹을 때마다 피부가 가려운 음식은 알레르기 반응을 일으키는 것이므로 피해야 합니다.

5. 피부질환은 피부과 전문의에게 치료를 받습니다

　가려움증이 심하고 피부에 발진이 생긴 경우에 제일 먼저 해야 할 일은 피부질환 때문에 가려움증이 생겼는지 아니면 피부질환과 상관없는 원인 때문에 가려움증이 생겼는지 구별하는 것입니다.

　피부질환이 가려움증의 원인인 경우에는 피부질환을 정확히 진단하고 치료하면 가려움증은 호전됩니다. 그러나 피부질환 외의 원인에 의한 가려움증으로 긁어서 2차적으로 생긴 피부발진이라면 피부발진을 치료한다고 가려움증이 호전되지 않을 것입니다.

　피부발진이 피부질환에 의해 1차적으로 생긴 원발진인지, 아니면 긁어서 2차적으로 생긴 속발진인지를 구별해야 합니다. 가려움증을 유발하는 피부질환은 원발진의 형태를 자세히 관찰하면 진단에 큰 도움이 됩니다.

160

피부발진이 튀어나와 있거나 함몰되지 않고 색소 변화만 있는 반점 형태인지, 튀어나와 있는 구진이나 결절 모양인지, 물이 차 있는 수포인지, 고름이 차 있는 농포인지, 두드러기에서 관찰되는 팽진 형태인지 등 다양한 형태의 원발진을 구별하는 것이 중요합니다.

긁어서 2차적으로 생긴 속발진으로는 피부가 허옇게 일어나는 인설, 긁어서 진물이나 피가 난 후에 말라버린 딱지, 계속 긁어서 피부가 두꺼워지는 태선 등이 관찰됩니다.

환자의 나이도 피부질환 진단에 중요합니다. 아토피피부염은 주로 어린이에게, 건조성습진은 주로 노인에게, 화폐상습진은 주로 중년에게 발생합니다. 그리고 피부발진이 어느 부위에 생겼는지, 어떻게 배열되어 있는지, 어떻게 시작되고 어떻게 변화하는지 등을 잘 관찰하면 피부질환 진단에 도움이 됩니다.

때로는 피부 조직검사도 필요하며, 감염증이 의심될 경우에는 원인 균을 증명하기 위한 검사도 합니다. 피부질환은 상당히 복잡하고 어려우므로 반드시 피부과 전문의에게 진단 받는 것이 좋습니다.

▶ 이것만은 꼭

1. 피부발진이 생긴 경우, 그것의 원인이 피부질환인지 긁어서 생긴 발진인지 구별해야 합니다.
2. 피부질환이 가려움증의 원인이면 피부질환을 정확히 진단하고 치료하면 됩니다.
3. 피부질환의 정확한 진단을 위해 다양한 검사가 필요하기도 합니다.

6. 내과질환이 있는지
주기적으로 검사하고 치료합니다

만약 현재 특별한 병이 없이 건강한데 몸이 가려워서 고생하고 있다면, 가려움증을 유발하는 내과질환이 몸에 숨어 있는데 모르고 있는 것은 아닌지 확인할 필요가 있습니다. 특히 피부에 특별한 문제가 없는데 가려움증이 심한 경우에는 내과질환에 의해서 가려움증이 생겼을 가능성이 높습니다.

내과 전문의에게 진찰을 받고 필요하면 혈액검사를 시행하여, 아직 발견되지 않은 내과질환이 있지 않은지 확인할 필요가 있습니다. 혈액검사에서 특별한 이상이 없는 경우에도 1년에 한 번 건강검진을 주기적으로 받는 것이 필요합니다.

서울대학교병원 피부과 외래에서는 가려움증으로 고생하는 환자들에게 혈액검사를 시행합니다. 그리고 간단한 혈액검사로 내과질환을 발견하는 경우가 흔합니다. 일반 혈액검사, 신장 기능을 확인하기 위한 혈액검사, 소변검사, 간 기능 검사, 당뇨병을 발견하기 위한 혈액검사, 갑상선 기능 검사, 자가면역질환 진단을 위한 혈액검사 등을 필요에 따라 시행하고 있습니다.

내과질환이 진단되고 연관된 증상이 있다면, 내과 전문의에게 체계적인 치료를 받아 내과적 증상을 조절하고 잘 치료하면 가려움증이 좋아집니다. 물론 내과질환이 완치가 불가능한 경우도 있습니다. 하지만 완치가 어렵더라도 증상을 잘 조절한다면 가려움증이 줄어들 수 있습니다. 따라서 증상 조절을 위해 노력해야 합니다.

▶ 이것만은 꼭

1. 특별한 병 없이 건강한데 몸이 가려워서 고생하고 있다면 내과질환이 있지 않은지 검사를 통해 확인하도록 합니다.
2. 내과질환에 의한 가려움증으로 확인되면 질환을 치료하고 증상을 조절합니다.

7. 스트레스를 피하고
정신적 문제가 있다면 치료합니다

스트레스가 가려움증을 심하게 합니다. 현대 사회를 살면서 스트레스가 없을 수는 없습니다. 스트레스를 받는 이유는 마음의 여유가 없어서, 그냥 넘기지 못하고 마음에 담아두어서, 계속 생각해서, 잊어버리거나 받아넘길 여유가 없어서입니다. 평소에 명상, 사색, 긍정적 생각으로 마음을 평온하게 유지하면 스트레스를 덜 받을 수 있습니다. 스트레스를 받고 그에 휘둘려 행동하기 전에 쉽게 흥분하지 않겠다고 다짐을 해봅니다. 부정적 생각에 빠지지 않고 마음을 편하게 가질 수 있도록 좋은 생각, 긍정적 생각을 합니다.

가려움증이 심한 순간에는 스트레스를 받기 쉽고, 스트레스를 받으면 가려움증이 더 심해집니다. 따라서 스트레스를 받아 갑자기 피부가 가려워질 때를 대비하여 가려움증이 심할 때 행동하는 요령을 미리 준비하도록 합니다. 예를 들어, 스트레스에 의해서 피부가 더 가려워지면 다른 곳으로 신경을 돌리거나 다른 즐거운 생각을 하거나 보습제를 바르거나 자신만의 방법을 통해서 이성으로 본능을 누르고 긁지 않도록 노력해야 합니다.

강박 증상이 있어서 손을 너무 자주 씻거나 샤워를 너무 자주 한다는 것을 인지했다면, 이런 행동이 피부에 나쁘며 가려움증의 원인이라는 것을 인정하고 덜 씻도록 노력해야 합니다. 만일 강박 증상이 너무 심해서 스스로 멈출 수가 없다면 정신건강의학과 전문의에게 치료를 받도록 합니다.

몸에 벌레가 있다고 믿는 경우에는 피부과 전문의가 아무리 설득해도 대부분의 환자가 믿음을 굽히지 않습니다. 이 경우에는 보호자들이 환자가 정신건강의학과 전문의에게 진찰과 치료를 받도록 설득해야 합니다.

▶ 이것만은 꼭

1. 스트레스가 가려움증을 악화시킬 수 있으므로 명상, 사색, 긍정적 사고로 마음을 평온하게 유지하고 스트레스를 조절하도록 노력합니다.
2. 스트레스로 가려움증이 심해졌을 때 긁지 않을 수 있는 행동 요령을 미리 준비합니다.
3. 정신건강의학과의 진료가 필요한 경우도 있습니다.

8. 아무리 가려워도 처음 1~2분만 긁지 않고 참아봅니다

　가려운데 안 긁고 참기란 너무 어려운 일입니다. 심한 가려움증을 참는 것은 거의 불가능한 입니다. 그러나 참을 만한 가려움증도 참지 않고 긁는 사람들도 많이 있습니다. 가려움증을 대하는 태도를 바꿔야 합니다. 이성적으로 냉정하게 생각해야 합니다. 긁으면 긁을수록 더 가려워진다는 사실을 명심해야 합니다.

　참을 만한 가려움증인데 긁고 싶은 충동이 올 때는 처음 1~2분이 가장 중요합니다. 처음 1~2분 동안 긁지 않고 참으면 가려움증이 사라지는 경우가 많기 때문입니다.

　피부가 가려운 이유는 그 부위에 존재하는 감각신경이 활성화되어 가려움증 신호를 뇌로 전달하기 때문입니다. 그러나 감각신경이 계속 활성화된 상태를 유지하는 것은 불가능합니다. 감각신경이 활성화된 상태를 유지하려면 분자 수준에서 여러 가지 생화학 반응이 일어나야 하는데, 신경세포가 그런 생화학 반응을 계속 유지할 수는 없기 때문입니다.

일반적으로 가려움증 자극이 한번 오면 피부에 있는 감각신경 말단에서 일어나는 생화학 반응들은 길어야 1~2분 정도만 유지되고 없어집니다. 가려움증을 느끼기 시작하고 1~2분 정도만 긁지 않고 참으면 더 이상 가렵지 않게 된다는 과학적인 근거입니다.

가려움증이 느껴지면 긁지 않고 참으면서 보습제를 바르거나 다른 곳으로 신경을 돌리거나 억지로 참거나 손가락으로 꾹 누르거나 하며 그 순간을 넘기도록 노력해야 합니다. 가려움증이 생기고 긁고 싶은 충동이 생겼을 때 긁지 않고 1~2분만 참으면 그 자리의 가려움증이 없어지는 경험을 할 수 있습니다.

물론 다른 곳이 다시 가려워지기도 합니다만, 이 역시 1~2분 정도만 참으면 가려움증이 사라집니다. 그렇기 때문에 참을 수 있는 정도의 가려움증이 느껴질 때는 다른 일에 집중하면서 가려움증을 잊도록 노력하고 절대 긁지 않아야 합니다.

참을 수 있는 가려움증을 못 참고 손톱으로 박박 긁고 시원한 느낌을 즐기면 잠시 후 더 심한 가려움증이 몰려옵니다. 긁는 행위가 몇 분 후에는 더 심한 가려움증을 유발하고, 결국에는 피가 날 정도까지 긁게 됩니다. 처음 1~2분만 긁지 않았다면 생기지 않았을 가려움증입니다.

긁는 자극에 의해 피부에 염증이 심해지고, 염증세포들이 가려움증을 유발하는 물질을 더 만들어서 가려움증이 심해지는 것입니다. 또한 반복적으로 긁으면 피부장벽이 손상되고 각질층이 떨어져 나가면서 동시에 기름막도 파괴되기 때문에 그 부위의 피부는 심하게 건조해집니다. 그러면 결국 더 가려워집니다.

참을 만한 가려움증은 참아야 합니다. 긁고 싶은 충동을 이겨내야 합니다. 한 가지 팁을 제안하자면, 가려움증을 괴로운 느낌이라고 생각하지 않는 것입니다. 사랑하는 사람이 살짝 간지럼을 태우는, 사랑스럽게 만져주는 기분 좋은 느낌이라고 상상하고 그 느낌을 즐기는 것입니다. 1~2분 정도 지나면 아쉽게도 그 좋은 느낌이 사라질 것입니다. 너무 낭만적인 생각일까요?

가려움증을 긁지 않고 참는 것은 매우 어려운 일이지만, 살짝 가려운 증상은 얼마든지 참고 넘어갈 수 있습니다. 생각하기 나름이고, 의지력의 문제입니다.

서울대병원 피부과를 방문하는 대부분의 가려움증 환자는 긁는 행동 때문에 가려움증이 점점 심해진 경우입니다. 가려움증이 심하지 않고 참을 수 있을 정도로 약하게 가려웠을 초기에 참지 않고 긁어서 가려움증이 심해진 이들이 많습니다.

환자들의 피부를 보면 손이 닿는 곳은 심하게 긁어 놓은 반면 손이 닿지 않는 등 가운데 피부는 정상 피부를 유지하고 가려움증도 별로 없는 경우가 많습니다. 긁는 행동이 피부에 염증을 유발하고 가려움증을 더 악화시킨다는 증거입니다.

저도 가끔 피부가 가려울 때가 있습니다. 그렇지만 절대로 긁지 않으려고 노력합니다. 짧은 순간의 가려움증을 잘 넘기면 가려움증이 없어진다는 것을 잘 알고 있기 때문입니다. 과거 한번 무심코 긁었다가 며칠 동안 심한 가려움증 때문에 고생한 적이 있습니다. 긁으면 점점 가려워진다는 것을 경험하고는 그 이후로는 가려워도 절대 긁지 않고 있습니다. 여러분도 절대 긁지 마시기 바랍니다.

▶ 이것만은 꼭

1. 가려움증은 1~2분만 참으면 없어집니다.
2. 참을 수 있을 만한 가려움증은 다른 일에 집중하며 잊도록 노력하고 절대 긁지 말아야 합니다.

가려움증 치료의 목표는 원인을 완전히 제거하는 것입니다.

1. 가려움증을 경감시킴과 동시에 원인 치료를 해야 합니다.

2. 바르는 약은 피부에 직접 작용하기 때문에 효과가 좋습니다.

3. 먹는 약은 부작용이 적은 약부터 단계적으로 사용합니다.

4. 필요하면 2가지 계통의 약을 사용합니다.

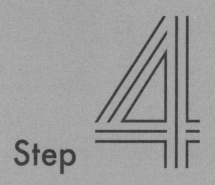

Step

가려움증 약물 치료를
단계적으로 시행합니다

1. 가려움증 치료의 목표

가려움증 치료의 목표는 2가지입니다. 첫 번째 목표는 가려움증을 경감시키는 것이고, 두 번째 목표는 가려움증의 원인을 밝힌 후 그 원인을 제거하여 가려움증의 뿌리를 뽑는 것입니다. 가려움증을 제대로 치료하려면 그 원인을 밝힌 후에 원인을 치료하거나 피해야 합니다. 피부질환이나 내과질환이 가려움증을 유발하는 원인인 경우에는 그 원인 질환을 치료해 주어야 합니다.

가려움증의 원인을 밝히는 데는 시간이 많이 걸릴 수 있습니다. 끝까지 원인이 발견되지 않는 경우도 있습니다. 그러나 원인을 밝히는 검사와 노력은 원인이 밝혀질 때까지 계속되어야 합니다.

원인이 밝혀지더라도 그 원인을 완치시킬 수 없는 경우도 있습니다. 그렇지만 원인을 없앨 수 없더라도 원인 질환의 증상을 잘 조절하면 가려움증을 호전시킬 수 있습니다.

가려움증을 경감시키기 위한 치료는 처음 진료할 때부터 시작합니다. 가려움증이 계속되어 피부를 오랫동안 긁으면 긁는 자극에 의해서 가려움증이 더 심해지기 때문입니다. 긁는 행위로 인해 가려움증 유발물질과 염증 유발물질들이 피부세포로부터 분비되어 가려움증을 악화시킵니다. 그러면 더 긁게 됩니다.

결국, '가려움 → 긁는 행위 → 심한 가려움증 → 심하게 긁는 행위'가 반복되는 악순환의 연결고리가 점점 심하게 반복됩니다. 따라서 가려움증이 시작되는 초기에 가려움증을 완화시키고 악순환의 연결고리를 끊어주어야 합니다.

Step 4에서는 가려움증의 치료 중 약물 치료 방법에 대해 살펴볼 것입니다. 가려움증에 사용하는 약물을 처방하는 원칙에 대해 설명하고 서울대학교병원 피부과에서 사용하는 약물들의 효과와 부작용에 대해 설명할 것입니다.

생소한 용어를 많이 접하게 될 것입니다. 특히 약의 성분명이나 상품명 등은 의료인이 아닌 환자들에게는 생소할 수밖에 없어서 머리에 잘 들어오지 않을 것입니다. 전문 용어나 약 이름이 어렵더라도 책을 바로 덮지 말고 그냥 '어려운 이름이구나' 생각하고 큰 원칙만 이해하면 가려움증의 치료 약물을 이해하는 데 도움이 될 거라고 확신합니다.

환자는 의사로부터 어떻게 가려움증을 치료할 것인지, 가려움증의 원인은 무엇이고 그 원인을 어떻게 치료할 것인지에 대해서 설명을 듣고 충분히 이해하는 것이 중요합니다. 가려움증을 약물로 치료할 때는 과학적 근거가 있는 약물을 사용하고, 부작용이 적고 효과가 있는 약물을 단계적으로 선택하면서 치료를 해야 합니다.

▶ **이것만은 꼭**

1. 가려움증 치료의 첫 번째 목표는 가려움증을 경감시켜 가려움과 긁는 행위의 악순환을 중지시키는 것입니다.
2. 가려움증 치료의 두 번째 목표는 가려움증의 원인을 찾아서 제거함으로써 가려움증의 뿌리를 뽑는 것입니다.

2. 국소 치료

가려움증 치료의 첫 단계는 바르는 약을 선택하는 것입니다. 처음에는 바르는 약으로 가려움증을 완화시켜서 긁지 않도록 도와주어야 합니다. 특히 국소적으로 좁은 부위의 피부가 가려운 경우에는 바르는 약이 효과적입니다.

피부에 발생한 염증 반응에 의해 형성된 가려움증 유발물질이 감각신경을 활성화해서 가려운 것이므로 염증을 억제해 주는 약을 발라주면 효과가 있습니다. 자주 긁으면 긁는 자극에 의해 피부의 염증이 더 심해집니다. 가려운 피부에서는 반드시 염증 반응이 일어나고 있으므로 항염증 효과가 있는 약을 발라주면 가려움증을 호전시킬 수 있습니다.

국소 치료제는 염증이 있는 피부에 직접 바르기 때문에 먹는 약보다 효과적이며, 전신에서 일어날 수 있는 부작용도 적습니다. 그러나 바르는 약으로 가려움증이 억제되지 않는 경우에는 먹는 약을 같이 사용합니다.

국소 스테로이드
도포

스테로이드 성분은 염증을 억제하는 강력한 효능과 면역 반응을 억제하는 효능이 있어서 피부질환 치료에 바르는 약 성분으로 널리 사용되고 있습니다. 스테로이드 연고는 피부질환 치료 효과가 우수하고 가려움증에도 효과가 좋습니다. 특히 염증이 심해서 가려움증이 생기는 경우에 아주 효과적입니다. 스테로이드를 바르면 세포에서 염증 유발물질이나 가려움증 유발물질의 합성을 억제하기 때문에 피부질환 및 가려움증이 좋아집니다.

스테로이드 성분은 여러 종류가 있으며, 약한 효과를 보이는 것부터 매우 강한 효과를 보이는 것까지 분류할 수 있습니다. 강한 스테로이드는 효과는 좋지만 피부 부작용이 심할 수 있고, 반대로 약한 스테로이드는 효과가 다소 떨어지지만 부작용은 적습니다.

피부과 전문의가 스테로이드 연고를 처방할 때 신체 부위에 따라 다른 종류를 처방하는 이유는 무엇일까요? 피부가 얇은 얼굴이나 생식기 주위에는 약한 스테로이드를 사용합니다. 이런 부위에 강한 스테로이드를 사용하면, 부작용이 생기기 쉽기 때문입니다. 효과는 조금 떨어지더라도 부작용을 최소화하는 것이 중요합니다.

반대로 등이나 두피처럼 피부가 두꺼운 부위에는 강한 스테로이드를 처방합니다. 두꺼운 피부에는 강한 스테로이드를 사용해도 부작용이 상대적으로 덜 생기기 때문입니다. 어린이와 노인의 피부는 젊은 사람에 비하여 상대적으로 얇기 때문에 스테로이드에 의한 부작용이 더 잘 생길 수 있으므로 약한 스테로이드 성분을 처방할 필요가 있습니다.

서울대학교병원 피부과에서 처방하고 있는 바르는 스테로이드 성분들을 간단하게 소개하겠습니다. 약 이름이 어렵더라도 그냥 '어렵구나' 하고 넘어가면 됩니다.

우선, 아주 약한 스테로이드 성분으로 쓸 수 있는 것부터 살펴보겠습니다. 처음에는 하이드로코르티손(Hydrocortisone, 상품명 락티케어)을 사용합니다. 다음으로 약한 성분으로는 데소나이드(Desonide, 상품명 데스오웬)가 있습니다. 중간보다 조금 약한 성분으로는 프레드니솔론(Prednisolone, 상품명 리도멕스), 프레드니카르베이트(Prednicarbate, 상품명 더마톱), 중간 정도 성분으로는 메틸프레드니솔론(Methylprednisolone, 상품명 아드반탄), 중간보다 조금 강한 성분으로는 데속시메타손(Desoxymethasone, 상품명 데타손)을 사용합니다. 그리고 아주 강한 스테로이드 성분으로는 클로베타솔(Clobetasol, 상품명 더모베이트)을 아주 가끔 사용합니다.

많이 사용하는 스테로이드 성분 연고제

강도	성분	상품명
아주 약함	하이드로코르티손	락티케어
약함	데소나이드	데스오웬
중간보다 조금 약함	프레드니솔론	리도멕스
	프레드니카르베이트	더마톱
중간	메틸프레드니솔론	아드반탄
중간보다 조금 강함	데속시메타손	데타손
아주 강함	클로베타솔	더모베이트

스테로이드 연고를 바르는 것을 두려워하거나 걱정하는 사람들이 많습니다. 그러나 필요할 때는 약을 써야 합니다. 약을 쓰지 않고 병을 고칠 수는 없습니다. 가끔 외래 진료를 와서 증상이 전혀 좋아지지 않았다고 하는 환자들이 있는데 자세히 물어보면 약의 부작용이 걱정되어 연고를 바르지도, 약을 복용하지도 않았다고 합니다. "약을 먹지도 바르지도 않으면 어떻게 병을 고칠 수 있을까요?"라고 물으면 다음부터는 잘 먹고 바르겠다고 합니다.

모든 약은 부작용이 있습니다. 부작용이 없는 약은 없습니다. 그러나 부작용보다 약을 사용했을 때 얻는 이득이 많아서 사용하는 것입니다.

스테로이드 성분이 든 연고나 크림, 로션을 바른 후에 나타날 수 있는 국소 부작용은 매우 다양합니다. 피부가 얇아지거나 모세 혈관이 확장되거나 살이 트거나 국소적으로 털이 많아지거나 여드름이 발생하거나 피부염이 유발되는 부작용이 생길 수 있습니다.

그러나 모든 환자에서 이 부작용들이 나타나는 것은 아니며, 이는 꽤 오랜 기간 사용해야 나타날 수 있는 부작용들입니다. 약한 스테로이드를 사용하거나 바세린과 섞어서 희석해서 사용하거나 2주 바른 후에는 1~2주 정도 휴식 기간을 두면서 바르면 부작용을 최소화할 수 있습니다.

피부과 전문의의 지시에 따라 도포한다면, 바르는 약제 때문에 생기는 부작용은 크게 걱정하지 않아도 됩니다. 혹시 부작용이 생기더라도 대부분의 부작용은 약 복용을 중단하면 회복되므로 크게 걱정할 필요가 없습니다. 임산부의 경우에도 스테로이드 성분이 태반을 통과하지는 못하므로 태아에게 미치는 영향은 없습니다. 따라서 안심하고 사용해도 괜찮습니다.

국소 스테로이드
주사

스테로이드 성분을 연고제로 도포하는 대신 국소적으로 피부 병변 내에 주사하는 치료법도 있습니다. 특히 피부 병변이 아주 좁은 범위에 발생한 경우나, 피부가 두꺼워져 있거나 각질이 두껍게 덮여 있어 약을 발라도 잘 흡수되지 않을 것 같은 경우, 피부 병변이 아주 단단하게 튀어나와 있는 경우에는 스테로이드 성분을 피부 병변 내에 주사하는 것이 연고를 바르는 것보다 몇십 배 더 효과적입니다.

주로 사용하는 스테로이드 성분은 트리암시놀론 아세토니드(Triamcinolone Acetonide)입니다. 주사 맞을 때 약간 따끔한 통증이 있지만 매우 효과적인 치료법입니다. 104~106쪽에서 설명한 양진이나 만성단순태선의 치료에 스테로이드 국소 주사 치료를 자주 시행합니다.

주사 치료는 평균 4주 간격으로 총 2~4회 정도 시행합니다. 간혹 주사를 맞은 부위가 위축되어 움푹 들어가는 부작용이 발생하는 경우가 있으므로 부작용 유무를 잘 관찰하면서 시행합니다.

국소 칼시뉴린억제제 도포

칼시뉴린억제제도 가려움증 치료에 사용됩니다. 칼시뉴린억제제 성분으로 현재 2가지가 시중에 나와 있습니다. 피메크로리무스(Pimecrolimus)와 타크로리무스(Tacrolimus)입니다. 이들 성분도 염증 반응과 면역 반응을 억제하는 효능이 있어서 아토피피부염을 비롯한 피부질환 치료와 가려움증 치료를 위해 사용되고 있습니다.

칼시뉴린억제제 성분은 스테로이드 연고에서 관찰되는 부작용이 없으며 비교적 안전하게, 장기적으로 사용할 수 있는 성분입니다.

그러나 바르면 피부가 따끔거리거나 심하면 화끈거릴 수 있으며 눈 주위에 바르면 눈이 시린 부작용이 있을 수 있습니다.

만약 이런 부작용이 심하면 며칠 쉬었다가 다시 바르거나 연고를 냉장고에 보관하면서 사용하거나 바르는 양을 줄여서 아주 조금만 바르도록 합니다. 이런 부작용은 수분에서 수십 분 후에 좋아지며, 일주일 정도 계속 바르면 더 이상 나타나지 않는 경우가 대부분입니다. 그러나 따끔거리거나 화끈거리는 부작용이 너무 심해서 바르지 못하는 사람들도 있습니다.

칼시뉴린억제제 성분은 현재 아토피피부염 치료에만 보험 혜택이 주어지고 있습니다. 따라서 다른 질환이나 가려움증에 사용하려면 비보험으로 사용해야 합니다.

캡사이신 연고
도포

캡사이신은 고추의 매운맛을 만드는 성분입니다. 고추가 매운 이유는 고추에 든 캡사이신이 신경에 존재하는 캡사이신 수용체와 결합하여 신경을 활성화시켜 우리 뇌로 하여금 매운맛을 느끼게 하기 때문입니다. 캡사이신 수용체를 TRPV1이라고 부릅니다.

고추에 들어 있는 캡사이신 분자가 신경에 존재하는 TRPV1이라 불리는 수용체에 결합하여 매운맛을 느끼게 됩니다. 고추를 손으로 만지거나 고추를 만진 손으로 눈을 비비면 손이 화끈거리고 눈이 쓰라린 것도 캡사이신이 피부나 안점막(눈의 점막)에 있는 신경의 캡사이신 수용체와 결합하여 화끈거리는 통증을 유발하기 때문입니다.

또한 캡사이신은 신경에 존재하는 캡사이신 수용체뿐만 아니라 피부세포와 안점막세포에 존재하는 캡사이신 수용체와도 결합하여 피부와 점막에 염증을 유발하기도 합니다. 염증이 생기면 피부는 가려워지며, 심한 경우에는 화끈거리는 느낌이 생깁니다. 이처럼 캡사이신이란 성분은 피부에 가려움증을 유발하고, 심한 경우 통증을 유발합니다.

이처럼 고추의 캡사이신 성분이 피부에 묻으면 가려움증을 유발함에도, 캡사이신은 가려움증 치료제로 개발되었습니다. 그 이유는 다음과 같습니다. 캡사이신을 피부에 계속 바르면 가려움증을 전달하는 신경을 계속 활성화시켜 가려움증을 유발합니다. 활성화된 감각신경이 가려운 신호를 뇌로 전달하기 위해서는 신경전달물질을 계속 분비해야 합니다. 캡사이신을 계속 발라서 신경을 계속 활성화시키면 결국 신경전달물질이 고갈되는 상황이 옵니다. 그러면 감각신경이 더 이상 가려운 감각을 전달하지 못하게 되어서 가려움증을 느끼지 못하게 됩니다.

따라서 캡사이신이 가려움증을 억제하기 위해서는 신경전달물질이 고갈될 때까지 오랜 시간 발라야 하며, 초기에는 가려움증이나 통증을 유발할 수 있습니다.

캡사이신 연고는 넓지 않은 한정된 부위에 국소적으로 가려움증이 있는 경우에 사용합니다. 특히 양진에 의한 가려움증과 항문 주위가 국소적으로 가려운 항문 가려움증에 효과가 있습니다. 그러나 아토피피부염이나 만성 신장질환에 의한 가려움증에는 별로 효과가 없다고 알려져 있습니다.

캡사이신 연고는 가려움증을 억제하는 효과가 나올 때까지 계속해서 발라야 합니다. 하루 3회 내지 5회 정도 바르고, 적어도 한 달 이상은 바르도록 합니다.

처음에는 고추를 만졌을 때와 동일한 통증, 화끈거림, 홍반 등의 부작용이 흔히 발생합니다. 이런 부작용 때문에 효과를 볼 때까지 바르지 못하는 경우가 많아서 처방하기가 꺼려지는 약입니다. 사실 이런 부작용은 1~2주면 없어지는 단기적 부작용이지만, 간혹 환자가 견디기 어려워할 정도로 부작용이 심할 때도 있습니다. 국소 마취 연고를 사용하면 이런 부작용을 예방할 수 있습니다.

광선치료

자외선 B광선을 이용한 광선치료가 가려움증에 효과적인 경우가 많습니다. 특히 만성 신장질환 환자에서 발생한 가려움증이나, 아토피피부염 같은 염증성 피부질환에 의해서 생긴 가려움증에 효과적입니다. 또한, 원인이 밝혀지지 않은 가려움증 환자에서도 효과가 있을 수 있습니다.

자외선 B광선을 이용한 광선치료가 효과를 보이는 기전은 다음과 같습니다. 자외선 B광선을 피부에 쪼이면, 피부에 존재하는 염증세포와 면역세포를 사멸시킵니다. 피부가 가려운 이유는 피부에서 발생한 염증 반응과 면역 반응에 관여하는 세포들이 생산한 가려움증 유발물질들이 감각신경을 활성화시켜서 가려움증을 일으키기 때문이라고 설명했습니다. 자외선 B광선을 쪼이면 피부에 있는 염증세포와 면역세포를 사멸시키기 때문에, 이들 세포가 만드는 가려움증 유발물질이 감소하게 되고, 가려움증이 호전됩니다.

광선치료를 받기 위해서는 광선치료 기계가 있는 병원을 찾아야 합니다. 처음에는 광선치료를 일주일에 2~3회 시행하기 때문에 병원을 자주 방문해야 하는 불편을 감수해야 합니다.

자외선 B광선의 용량을 매번 조금씩 올려가며 가려움증이 얼마나 좋아지는지 관찰하면서 치료를 지속합니다. 보통 2~3개월 동안 치료하며, 가려움증이 호전되면 일주일에 1회로 횟수를 줄여 치료를 지속합니다.

광선치료를 받으면 자외선을 너무 과다하게 쪼여서 피부에 일광화상을 입는 부작용이 아주 간혹 발생할 수 있습니다. 그러나 금방 좋아지므로 크게 걱정할 필요는 없습니다.

1. 국소 스테로이드 도포

  ① 스테로이드 연고는 피부질환과 가려움증 치료에 효과적입니다.

  ② 스테로이드 연고 부작용을 너무 무서워할 필요는 없습니다.

  ③ 피부과 전문의에게 처방 받아 지시대로 사용하면 됩니다.

2. 국소 스테로이드 주사

  ① 스테로이드 성분을 국소적인 피부 병변 내에 주사하는 치료법입니다.

  ② 양진, 만성단순태선에 의한 가려움증에 효과적입니다.

3. 국소 칼시뉴린억제제 도포

  ① 염증 및 면역 반응을 억제해서 가려움증에 효과가 있습니다.

  ② 스테로이드 연고 같은 부작용은 없으나 피부가 따끔거리거나 화끈거릴 수 있습니다.

4. 캡사이신 연고 도포

  ① 캡사이신은 고추의 매운맛을 만드는 성분입니다.

  ② 한정된 부위에 국소적으로 가려움증이 있을 때 사용합니다. 특히 양진에 의한 가려움증과 항문 가려움증에 효과가 있습니다.

  ③ 화끈거리는 부작용을 이기고 한 달 이상은 발라야 합니다.

5. 광선치료

  ① 광선치료는 자외선 B광선을 피부에 쪼이는 치료입니다.

  ② 만성 신장질환과 아토피피부염에 의한 가려움증에 효과가 있습니다.

3. 전신 치료

바르는 약만 가지고는 가려움증이 조절되지 않는다면 먹는 약을 사용합니다. 일반적으로 가려움증이 심한 환자의 경우에는 바르는 약과 먹는 약을 처음부터 동시에 사용합니다. 의사가 병을 치료하는 방법은 약을 쓰는 방법과 수술하는 방법이 있습니다. 가려움증은 수술로 치료할 수 없는 병이며, 따라서 약을 써서 치료할 수밖에 없습니다.

간혹 환자들이 약을 먹기를 꺼리는 경우가 있습니다. 거기에는 약을 먹으면 속이 쓰리고 소화가 잘 안 되어서, 다른 약을 너무 많이 먹고 있어서, 약 부작용이 걱정되어서 등등 다양한 이유가 있습니다. 환자가 약을 먹지 않으려 한다면 사실 의사는 가려움증을 치료할 방법이 없습니다. 이런 경우 저는 환자들과 상담을 통해서 약을 먹지 않으려는 이유를 잘 파악한 후에 환자들이 걱정하는 점에 대해 잘 설명해서 안심시키고, 적절한 약을 처방하여 복용하게 하려고 노력하고 있습니다.

서울대학교병원 피부과 외래에서 제가 가려움증 치료에 사용하고 있는 경구용 약물의 종류는 다양합니다. 한 가지 약물이 잘 듣지 않으면 다른 계통의 약물을 사용해 보면서 효과적인 약물을 찾아가고 있습니다. 물론 2가지 계통의 약물을 동시에 사용하기도 합니다. 부작용이 적으면서 효과적인 약물을 찾기 위한 노력이 필요합니다.

가장 많이 처방하는 약은 항히스타민제입니다. 항히스타민제는 가려움증 치료에 효과적인 약물이지만 그 효과가 완벽하지 않고, 간혹 효과가 전혀 없는 경우도 있습니다. 항히스타민제가 효과가 없는 경우에는 염증 반응과 면역 반응을 억제하는 면역억제제를 사용하기도 하고, 뇌에 작용하여 가려움증을 억제시키는 항우울제, 항경련제, 오피오이드 수용체 조절제 계통의 약제들을 사용하기도 합니다.

가려움증 환자들이 우울증이 있어서, 또는 간질 발작이 우려되어서 항우울제나 항경련제를 처방하는 것이 절대 아닙니다. 이런 계통의 약물들이 뇌에 작용하여 가려움증을 억제하는 효과가 있기 때문에 사용하는 것입니다. 아스피린이 진통소염제이지만 심혈관질환의 예방에도 효과가 있어 많이 사용하는 것처럼, 한 약물이 두 가지 효능이 있어서 전혀 다른 두 질환에 사용하는 것입니다.

서울대학교병원 피부과에서 가려움증 환자에게 먹는 스테로이드 약제를 처방하는 경우는 그리 많지 않습니다. 그 이유는 스테로이드를 경구로 오래 복용할 경우에는 심각한 부작용이 우려되고, 약을 중지하면 더 심한 가려움증이 생길 수 있기 때문입니다. 그러나 아주 심한 피부질환 때문에 피부가 가려운 경우에는 짧은 기간 동안 먹는 스테로이드를 사용하기도 합니다.

최근에는 두필루맙(Dupilumab)이라는 항체 치료제가 개발되어 가려움증 치료에 사용되고 있습니다. 이 약은 주사 치료제로서 가려움증에 효과적입니다. 특히 아토피피부염에 효과가 좋습니다.

일반적으로 오랜 기간 가려움증으로 고생해 온 환자들은 치료에 상당한 시간이 필요합니다. 특히, 가려움증의 원인이 완치시키기 어려운 것인 경우에는 약으로 가려움증을 억제시켜야 합니다. 원인이 계속되는 경우에는 약을 중단하면 가려움증이 다시 나타나기 때문에 약을 계속 사용할 수밖에 없습니다.

가려움증의 원인이 확실하지 않거나 제거하기 어려운 경우에는 약을 장기적으로 쓸 수밖에 없습니다. 반면에, 원인을 치료해서 제거할 수 있다면 가려움증을 완치시킬 수 있습니다. 원인을 치료하는 동안에도 약을 복용해서 가려움증을 억제시켜야 긁는 행동으로 가려움증이 악화되는 악순환을 끊을 수 있습니다.

항히스타민제

세포가 분비하는 가려움증 유발물질 중에 가장 유명한 것은 히스타민이라는 물질입니다. 히스타민은 피부에 존재하는 비만세포와 특정 신경세포에서 분비되는데, 신경을 활성화시켜 가려움증을 유발합니다.

외부로부터 들어온 자극물질이나 알레르기물질이 피부에 염증을 유발하거나, 피부가 물리적 자극을 받고 염증이 생기면 히스타민이 많이 분비됩니다. 분비된 히스타민은 주위 혈관이나 신경에 존재하는 히스타민 수용체와 결합합니다.

히스타민이 혈관에 존재하는 수용체와 결합하면 혈관이 확장되고 혈류량이 많아집니다. 그러면 그 부위에 염증세포가 모이게 되어 염증이 심해지고 가려움증을 유발합니다. 동시에 히스타민은 신경에 존재하는 수용체와도 결합하고, 직접적으로 신경을 활성화시켜 가려움증을 유발합니다.

히스타민이 가려움증을 유발하는 주요한 성분이기 때문에 그 작용을 억제하는 항히스타민제들이 가려움증 치료에 많이 사용되고 있습니다. 항히스타민제는 가려움증을 억제하는 효과뿐만 아니라 염증 반응과 알레르기 반응을 억제하는 효과도 있습니다.

항히스타민제는 히스타민 수용체와 미리 결합하여 새로 분비된 히스타민이 히스타민 수용체와 더 이상 결합하지 못하게 함으로써 히스타민의 작용을 억제합니다.

항히스타민제는 1세대 항히스타민제와 2세대 항히스타민제 2가지가 있습니다. 1세대 항히스타민제는 초창기에 개발된 항히스타민제로, 히스타민 수용체에 결합하는 작용 외에 다른 물질의 수용체에도 비특이적으로 결합하여 여러 가지 부작용을 일으킵니다.

1세대 항히스타민제를 복용하여 나타날 수 있는 흔한 부작용으로는 졸림, 입 마름, 안구 건조, 체중 증가, 소변보기 어려움, 변비 등이 있습니다. 그러나 항상 부작용이 나타나는 것은 아니며, 환자에 따라 전혀 부작용이 없는 경우도 있습니다. 잠이 오는 부작용은 가려움증으로 잠을 잘 못 이루는 경우에는 오히려 도움이 될 수도 있습니다.

최근에는 1세대 항히스타민제보다는 부작용이 적은 2세대 항히스타민제를 많이 사용하는 추세입니다. 그러나 1세대 항히스타민제도 아직 사용하고 있습니다. 서울대학교병원 피부과에서 많이 사용하는 1세대 항히스타민제로는 하이드록시진(Hydroxyzine, 상품명 유시락스), 클로르페니라민(Chlorpheniramine, 상품명 페니라민) 등이 있습니다.

1세대 항히스타민제가 부작용이 많다는 점을 보완하기 위해서 2세대 항히스타민제가 많이 개발되었습니다. 2세대 항히스타민제는 히스타민 수용체에만 선택적으로 결합하여 히스타민을 억제하는 작용만 하기 때문에 부작용이 적다는 장점이 있습니다. 특히 뇌에 작용하는 부작용이 적어서 졸리거나 어지러운 부작용이 거의 없다는 장점이 있습니다.

서울대학교병원 피부과에서 많이 사용하고 있는 2세대 항히스타민제로는 펙소페나딘(Fexofenadine, 상품명 알레그라), 세티리진(Cetirizine, 상품명 지르텍), 에바스틴(Ebastine, 상품명 에바스텔), 레보세티리진(Levocetirizine, 상품명 씨잘), 베포타스틴

(Bepotastine, 상품명 투리온) 등이 있습니다. 서울대학교병원에서는 1세대 항히스타민제보다는 부작용이 적은 2세대 항히스타민제를 더 많이 사용합니다.

많이 사용하는 항히스타민제

항히스타민제 종류	성분	상품명
1세대	하이드록시진	유시락스
	클로르페니라민	페니라민
2세대	펙소페나딘	알레그라
	세티리진	지르텍
	에바스틴	에바스텔
	레보세티리진	씨잘
	베포타스틴	투리온

항히스타민제는 거의 모든 가려움증 환자에게 처음으로 처방하는 약제입니다. 피부가 건조해서 가려운 경우를 비롯하여 내과질환 때문에 가려움증이 심한 경우, 두드러기나 아토피피부염을 비롯한 피부질환 때문에 가려움증이 생긴 경우에 항히스타민제를 많이 사용합니다.

항히스타민제가 효과적이기는 하지만 모든 환자에게 효과가 있는 건 아닙니다. 항히스타민제는 종류가 많으므로 한 종류를 1~2주 사용해 보고 효과가 없으면 다른 종류로 교체해 볼 수 있습니다. 또는 2~3가지 항히스타민제를 동시에 사용하기도 합니다. 항히스타민제는 비교적 안전한 약입니다. 심각한 부작용도 별로 없고, 부작용도 적은 편입니다.

면역억제제

가려움증 치료를 위해 연고를 바르고 항히스타민제를 복용했으나 가려움증이 계속되는 경우가 흔합니다. 그 이유는 가려움증의 원인을 완전히 없애지 못했거나 항히스타민제만으로는 치료가 역부족인 경우일 것입니다. 이런 경우에는 다른 약제를 같이 사용할 필요가 있으며, 면역억제제 계통의 약 중 하나를 선택하여 사용합니다. 주로 사용하는 약제는 사이클로스포린이라는 약물입니다.

① 사이클로스포린

사이클로스포린(Cyclosporine)은 빠르게 가려움증을 줄여주는 효과가 있습니다. 특히 아토피피부염, 두드러기, 건조성습진, 노인성 가려움증에 효과가 아주 좋으며, 원인을 확인할 수 없는 가려움증에도 매우 효과적입니다.

사이클로스포린이 효과가 있는 것은 염증 반응과 면역 반응을 억제하여 가려움증을 유발하는 물질들의 합성을 억제하기 때문입니다. 피부세포나 염증세포가 만들어내는 물질이 피부에 염증 반응과 면역 반응을 유발하며, 결과적으로 가려움증을 유발합니다. 그런데 사이클로스포린은 가려움증 유발물질의 합성을 억제하여 가려움증을 줄여줍니다.

심한 가려움증으로 고생하는 환자에게 이 약을 사용하면 치료 초기에 심한 가려움증으로부터 탈출시킬 수 있습니다. 그러나 원인 치료가 아니기 때문에 약을 중지하면 가려움증이 재발하는 경우가 대부분입니다. 따라서 약을 사용해서 가려움증이 없어지면, 약을 중단하기 전에 원인을 규명하고 원인을 없애는 노력을 해야 합니다.

사이클로스포린의 부작용으로는 소화 장애가 흔하며, 혈압이 올라가거나 신장 기능이 나빠질 수 있기 때문에 주기적인 혈액검사가 필요합니다. 또한 가려움증 치료에 사용하는 경우에는 보험 혜택을 받지 못하기 때문에 약값이 비싼 문제가 있습니다.

② 아자치오프린

아자치오프린(Azathioprine)은 림프구에 작용하여 면역 반응을 억제함으로써 면역 반응에 의해 발생하는 가려움증을 억제하는 효과가 있습니다. 참을 수 없을 정도의 심한 가려움증 환자에게 효과가 있는 경우가 있습니다.

그러나 아자치오프린은 부작용이 꽤 많은 약제입니다. 간 기능이 나빠지거나 골수에서 혈액세포가 만들어지는 것을 억제하여 빈혈이나 백혈구 수가 감소하는 것이 대표적인 부작용이므로 주기적으로 혈액검사를 하며 사용해야 합니다.

③ 메토트렉세이트

메토트렉세이트(Methotrexate)도 림프구를 비롯한 면역 반응에 관여하는 세포에 작용하여 염증 반응과 면역 반응을 조절함으로써 가려움증을 완화시킵니다. 아토피피부염이나 양진 등의 피부질환에 효과가 있으며, 가려움증을 억제해 줍니다. 이 약제도 간 기능을 나빠지게 하는 등의 부작용이 있기 때문에 혈액검사를 주기적으로 해야 합니다.

항우울제

항히스타민제를 사용했으나 가려움증 억제 효과가 충분하지 않아 가려움증이 계속되는데 면역억제제를 사용하기 어려운 상황이라면 다른 약제를 선택해야 합니다. 이런 경우에 항우울제를 가려움증 치료제로 자주 사용합니다. 환자가 우울증이 있어서가 아니라, 항우울제가 가려움증을 억제하는 효과가 있기 때문입니다.

항우울제를 가려움증 환자에게 사용하면 상당히 효과가 있습니다. 세로토닌(Serotonin)이라는 물질은 우리의 뇌에서 중요한 작용을 합니다. 뇌 속 세로토닌 농도가 낮으면 우울증이 생깁니다. 그래서 세로토닌의 농도를 높여주는 약물을 사용하면 우울증이 개선된다는 것은 잘 알려져 있습니다. 현재 시중에 나와 있는 많은 항우울제들은 뇌에서 세로토닌 농도를 높여서 우울증을 치료하는 약제들입니다.

뇌에서 세로토닌의 농도가 낮아지면 가려움증이 심해진다는 사실도 잘 알려져 있습니다. 따라서 뇌에서 세로토닌 양을 증가시키면 가려움증을 호전시킬 수 있습니다. 뇌에서 세로토닌 농도를 높여주는 항우울제를 가려움증 치료에 사용하는 이유입니다.

항우울제를 가려움증이 심한 환자에게 처방하면 다음 외래 진료에 와서 이런 이야기를 하는 경우가 종종 있습니다. 약을 타러 약국에 갔다가 약사에게 "이건 우울증 약인데, 우울증 있으세요? 혹시 처방이 잘못된 건 아닌지 의사에게 확인해 보세요"라는 말을 듣고 기분이 나빴다고요. "저는 우울증이 아닌데 왜 정신과 약을 주세요?"라던 환자도 있습니다. 하지만 독자 여러분은 항우울제를 가려움증 환자에게 사용하는 이유를 이해했을 것입니다.

많이 사용하는 항우울제 성분은 세로토닌의 농도를 높여주는 성분입니다. 이 계통의 항우울증 약물을 복용하면 신경세포에서 분비된 세로토닌이 재흡수되는 것을 억제하여 뇌 안의 세로토닌 농도를 높입니다.

항우울제는 약을 복용하고 적어도 1주 내지 2주가 경과해야 효과가 나오며, 늦게 효과를 경험하는 경우에는 1~2개월이 걸리기도 합니다. 따라서 가려움증에서 효과를 보려면 적어도 2주 이상 복용해야 합니다.

항우울제는 뇌에 작용하기 때문에 다양한 부작용이 있습니다. 구토, 불면, 어지러움증, 체중 증가 등의 부작용이 있을 수 있으나, 복용을 중단하면 금방 좋아집니다.

세로토닌을 증가시키는 대표적인 항우울제 성분으로는 설트랄린(Sertraline, 상품명 졸로푸트), 플루옥세틴(Fluoxetine, 상품명 프로작)이 있습니다.

다른 계통의 항우울제도 가려움증에 효과적인 경우가 많이 있습니다. 정신적 요인과 감정적인 요인이 가려움증을 유발하는 경우가 많기 때문입니다. 정신적으로 불안하거나 우울한 경우, 그리고 감정적으로 슬프거나 불안정한 경우에도 가려움증을 느끼거나, 원래 있던 가려움증이 더 심해집니다. 이런 경우 항우울제를 가려움증에 사용하면 효과적입니다.

다른 계통의 항우울제로 삼환계 항우울제 약물이 있습니다. 이 계열 약물 중에는 아미트리프틸린(Amitriptyline, 상품명 에트라빌)이라는 약물을 가려움증에 주로 사용하고 있습니다. 이 약제는 뇌에서 기분이나 감정을 조절하는 다양한 신경전달물질의 작용을 조절하여 우울증을 치료하고, 가려움증에도 효과를 보입니다. 특히 가려움증으로 잠을 이루지 못하는 경우에 사용하면 좋습니다. 부작용으로는 입이 마르거나 졸리는 부작용이 있을 수 있습니다.

가려움증 치료에 많이 사용하는 항우울제

항우울제 계통	성분	상품명
선택적 세로토닌 재흡수 억제제	설트랄린	졸로푸트
삼환계 항우울제	아미트리프틸린	에트라빌

항경련제

앞에서 설명한 항히스타민제, 면역억제제, 항우울제 등을 가려움증 치료에 사용했으나 효과가 없는 경우, 항경련제를 시도해 볼 수 있습니다. 항경련제는 간질 치료에 사용되는 약이지만, 통증이나 가려움증 치료에도 사용됩니다.

최근에 가려움증을 유발하는 신경학적인 원인들이 새롭게 밝혀진 후로 신경에 작용하는 약물들이 가려움증 치료에 많이 사용되고 있습니다. 신경의 흥분 상태를 억제하는 항경련제의 작용이 통증을 없애고 가려움증도 억제한다는 효과가 증명되었기 때문입니다.

뇌는 신경세포로 구성되어 있고, 뇌의 작용은 신경세포 사이에서 신호를 전달하는 신경전달물질들에 의해서 조절됩니다. 만약 뇌의 흥분 상태가 병적으로 증가하면 경련 발작이 일어납니다. 항경련제는 뇌의 흥분 상태를 억제하여 경련을 예방합니다. 신경의 상태를 정상적으로 유지시킨다고 할 수 있습니다. 따라서 신경섬유가 비정상적으로 활성화됨으로써 느끼는 통증과 가려움증에도 효과가 있습니다.

연구를 통해 통증을 느끼는 신경과 가려움증을 느끼는 신경이 많이 겹친다는 사실이 밝혀졌습니다. 가려움증이 느껴질 때 긁으면 긁어서 생기는 약한 통증이 가려움증을 없애는데, 그 이유가 가려움증과 통증이 같은 신경을 사용하기 때문입니다.

약한 자극일 때는 가려움증을 느끼고, 심한 자극일 때는 가려움증이 통증으로 바뀝니다. 긁어서 시원한 느낌도 결국은 약한 통증입니다. 가려움증과 통증을 유발하는 신경 경로가 동일하다는 증거입니다. 따라서 통증에 듣는 약이 가려움증에도 잘 들을 수 있습니다.

항경련제 중에서 가려움증 치료에 이용되는 대표적인 약물은 가바펜틴(Gabapentin, 상품명 뉴론틴)입니다. 가바펜틴은 간질 치료제로 개발되었으나, 대상포진 후 신경통을 비롯한 신경성 통증에 효과적으로 사용되고 있는 약입니다. 통증과 가려움증이 동일한 신경 전달 경로를 사용하고 있기 때문에 가려움증에도 효과가 있어, 최근에는 가려움증에도 많이 사용되고 있습니다.

만성 신장질환 환자의 가려움증이나 담즙 정체에 의한 가려움증, 약물에 의한 가려움증, 양진, 그리고 원인이 밝혀지지 않은 다양한 가려움증에 사용되고 있습니다. 화상 후에 상처가 가려운 경우에도 효과가 있습니다. 비교적 안전하게 사용할 수 있는 약제이며, 한번에 100~300밀리그램씩 하루 3회 복용하여 하루 300~900밀리그램을 처방합니다.

가바펜틴과 유사한 약제로 프레가발린(Pregabalin, 상품명 리리카)도 가려움증 치료에 사용합니다. 프레가발린이라는 약제는 간질, 대상포진 후 통증, 불안증 치료에 사용되고 있으나, 가려움증 치료에도 효과적입니다. 만성 신장질환 환자의 가려움증, 화상 상처가 가려운 경우, 양진에 의한 가려움증에 효과가 있습니다. 또한 건조한 피부 때문에 가려운 경우와 원인이 확실히 규명되지 않은 가려움증에서도 시도해 볼 만한 약제입니다. 한 번 복용할 때 프레가발린

75밀리그램씩 하루 2회로 치료를 시작하고, 가려움증이 얼마나 좋아지는지 또는 부작용이 있지 않은지 보면서 조금씩 증량해 갑니다.

항경련제는 뇌에 작용하는 약물이기 때문에 어지러움증, 졸림, 구토, 피곤함, 입이 마르는 증상 등의 부작용이 흔히 발생합니다.

가려움증 치료에 많이 사용하는 항경련제

성분	상품명
가바펜틴	뉴론틴
프레가발린	리리카

오피오이드 수용체
조절제

가려움증 치료를 위해서 최근에 사용하기 시작한 약제가 오피오이드 수용체와 결합하여 가려움증 억제 효과를 보이는 약물들입니다. 항히스타민제부터 시작하여 면역억제제, 항우울제, 항경련제 등을 사용해도 효과가 없거나 부작용 등의 이유로 다른 약제가 필요한 경우에 사용하면 효과적입니다.

오피오이드는 일종의 마약 성분으로, 우리 뇌에서 합성되며 뇌에서 중요한 역할을 합니다. 오피오이드 성분은 우리 뇌의 기능을 정상적으로 유지시켜 줍니다. 만약 오피오이드 합성이 비정상적으로 증가하면 가려움증을 느끼게 됩니다. 실제로 마약 성분 진통제를 사용하면 약물 부작용으로 가려움증이 생깁니다. 헤로인, 모르핀, 코데인 등의 마약 성분을 사용하면 부작용으로 가려움증이 일어난다는 사실은 잘 알려져 있습니다.

뇌세포에는 오피오이드가 결합하는 중요한 수용체 2가지가 있습니다. 뮤 수용체와 카파 수용체입니다. 오피오이드가 뮤 수용체와 결합하면 가려움증이 심해집니다. 반대로 카파 수용체와 결합하면 가려움증이 억제됩니다. 이와 같은 현상을 이해하게 되면서 오피오이드의 작용을 억제하는 약물이 개발되었습니다.

오피오이드가 뮤 수용체와 결합하면 가려움증이 악화되기 때문에 오피오이드가 뮤 수용체와 결합하지 못하도록 뮤 수용체를 억제하는 약물이 시중에 나와 있습니다. 이 약물은 가려움증 환자의 뇌세포에 존재하는 뮤 수용체와 미리 결합하여 오피오이드가 뮤 수용체와 더 이상 결합하지 못하게 함으로써 가려움증을 호전시켜 줍니다. 대표적인 뮤 수용체 억제제는 날트렉손(Naltrexone)이라는 약물입니다.

아토피피부염을 앓고 있거나 신장질환이나 간질환 때문에 가려움증이 심한 환자들의 뇌 안에는 오피오이드 성분이 증가하여 가려움증을 유발한다는 사실이 밝혀졌습니다. 베타-엔돌핀(β-endorphin)이라는 오피오이드 성분이 증가하는데, 베타-엔돌핀은 뮤 수용체에 결합하여 가려움증을 일으킵니다. 이런 경우에는 앞에서 설명한 것처럼 뮤 수용체 억제제인 날트렉손을 사용하면 가려움증을 호전시킬 수 있습니다. 또한 양진에 의한 가려움증에도 뮤 수용체 억제제인 날트렉손이 효과가 좋습니다.

반대로 오피오이드가 카파 수용체를 자극하면 가려움증이 줄어들기 때문에, 카파 수용체를 자극하는 약물을 사용하면 가려움증을 호전시킬 수 있습니다. 이런 약물을 카파 수용체 길항제라고 합니다. 시중에 카파 수용체 길항제도 나와 있으며 가려움증을 억제하는 효과가 잘 알려져 있습니다. 날푸라핀(Nalfurafine)이라는 약물이 대표적입니다. 양진에 의한 가려움증과 신장질환이나 간질환에 의한 가려움증에 도움이 됩니다.

가려움증 치료에 사용하는 오피오이드 수용체 조절제

작용 기전	성분	상품명
뮤 수용체 억제제	날트렉손	날트렉손
카파 수용체 길항제	날푸라핀	레밋치

오피오이드 수용체에 작용하는 약물들은 뇌세포에 작용하기 때문에 여러 부작용이 나타날 수 있습니다. 물론 아무런 부작용이 없는 환자들도 많지만, 심한 부작용으로 약을 먹지 못하는 환자들도 많습니다. 구토, 피로감, 어지러움, 설사 등의 부작용이 있을 수 있습니다.

스테로이드제

가려움증으로 서울대학교병원 피부과 진료실까지 찾아오는 환자들은 대부분 여러 병원을 돌아다니면서 오랜 기간 치료를 받은 사람들입니다. 그 환자들이 그동안 받은 처방전을 보면 스테로이드제를 오랜 기간 복용한 경우가 많습니다.

스테로이드제는 염증 반응과 면역 반응을 억제하는 작용이 강력하기 때문에 가려움증을 억제하는 효과가 아주 좋습니다. 그러나 효과가 좋은 만큼 오래 복용하면 심각한 부작용이 나타나기 때문에 가능하면 사용하지 않는 것이 좋습니다.

스테로이드제가 가려움증의 원인을 치료하는 것이 아니기 때문에 복용을 중단하면 가려움증은 재발하기 마련이고, 재발하면 가려움증을 참을 수 없어 다시 스테로이드를 복용하는 것을 수년간 반복하게 됩니다. 그러면 서서히 스테로이드 부작용이 생기게 됩니다. 위궤양, 당뇨병, 고혈압, 체중 증가, 골다공증 같은 심각한 부작용이 생기고, 나중에는 가려움증보다 부작용 때문에 더 고생하게 되지요.

따라서 먹는 스테로이드제를 만성적인 가려움증에 장기간 사용하는 것은 바람직하지 않습니다. 처방 받을 때 먹는 스테로이드 알약이 포함되어 있는지 의사에게 물어보고, 가능하면 빼달라고 요청하는 것이 좋습니다. 물론 다른 치료약이 없는 자가면역피부질환에서는 쓸 수밖에 없는 경우도 있습니다. 그래도 가능하면 장기 복용을 피하고, 꼭 필요할 때만 단기간 사용하는 것이 좋습니다.

두필루맙 피하주사

두필루맙 피하주사는 앞에서 설명한, 먹는 약으로 효과가 없는 경우나 부작용 때문에 더 이상 약 복용이 어려운 경우에 사용할 수 있는 주사 치료제입니다. 두필루맙은 항체 치료제입니다. 염증 반응과 면역 반응에 중요한 역할을 하는 인터루킨(Interleukin)-4 수용체에 결합하는 항체로, 염증 및 면역 반응을 억제하여 가려움증에 효과가 있습니다.

먹는 약이 아니라 피하로 주사하는 치료제입니다. 인터루킨-4 수용체가 두필루맙 항체와 결합하면 인터루킨-4가 더 이상 작용을 못 하게 되기 때문에 염증 반응이 억제되고 가려움증이 좋아집니다.

우리나라에서는 아토피피부염 치료를 위해서 허가를 받았으며, 따라서 아토피피부염 환자의 경우에는 일정 조건만 맞으면 국민건강보험 적용을 받아 비교적 저렴하게 주사를 맞을 수 있습니다. 그러나 아토피피부염이 아닌 경우에는 건강보험 혜택이 없어 치료비가 부담이 되는 약물입니다.

두필루맙은 아토피피부염 외에도 양진이나 원인 불명의 가려움증에도 효과가 있습니다. 부작용은 심각하지 않으며, 2~4주 간격으로 피하주사를 맞으면 효과적입니다. 그러나 고가의 치료비 때문에 치료를 망설이게 되는 치료제입니다.

1. 항히스타민제

① 가려움증 유발물질 중 가장 유명한 '히스타민'의 작용을 억제하는 약입니다.

② 가려움증 환자들에게 가장 먼저, 가장 많이 처방하는 약입니다.

③ 2세대 항히스타민제가 1세대 항히스타민제에 비해 부작용이 적습니다.

④ 효과가 좋은 약이지만 효과가 없는 환자들도 있습니다.

2. 면역억제제

① 연고나 항히스타민제가 효과가 없을 때 면역억제제를 사용합니다.

② 면역억제제는 부작용이 심할 수 있으므로 혈액검사를 주기적으로 합니다.

3. 항우울제

① 뇌의 세로토닌 농도가 낮으면 가려움증이 심해지므로 세로토닌 농도를 높여주는 항우울제를 가려움증 치료에 사용합니다.

② 최소 2주 이상 사용해야 효과가 나타납니다.

4. 항경련제

항경련제는 신경의 흥분 상태를 억제하여 가려움증에도 효과가 있습니다.

5. 오피오이드 수용체 조절제

오피오이드 수용체 조절제는 가려움증을 심화시키는 오피오이드의 작용을 억제하여 가려움증을 개선해 줍니다.

6. 스테로이드제

스테로이드제는 필요시 단기간 사용하며 부작용을 꼭 체크해야 합니다.

7. 두필루맙 피하주사

① 두필루맙은 염증 및 면역 반응을 억제하여 가려움증을 억제합니다.

② 피하로 주사하며, 아토피피부염, 양진에 의한 가려움증에 효과적입니다.

③ 부작용은 심하지 않으나 고가의 비용이 부담이 됩니다.

4. 단계적인 약물 치료 원칙

가려움증 치료의 첫 번째 목표는 짧은 시일 내에 가려움증을 호전시켜서 환자들이 더 이상 긁지 않게 해주는 것입니다. 그래야 긁는 자극 때문에 가려움증이 더 심해지는 악순환을 막을 수 있습니다. 그러기 위해서는 처음 진료 시부터 먹는 약을 처방할 수밖에 없습니다. 물론 좁은 부위의 국소적인 가려움증에는 바르는 약만으로 효과를 볼 수도 있지만, 서울대학교병원까지 찾아온 심한 가려움증 환자들에게는 처음부터 먹는 약을 처방하게 됩니다.

약물을 선택할 때는 얼마나 심한 가려움증인지, 얼마나 오랜 기간 가려움증으로 고통을 받아왔는지, 가려움증의 원인이 무엇인지, 가려움증의 원인을 바로 없앨 수 있을 것인지, 다른 병원에서 어떤 치료 약물을 사용했는지 등 여러 가지 상황을 고려해야 합니다. 또한 예상되는 약물 부작용에 대해서 환자에게 잘 설명해야 합니다.

서울대학교병원 피부과에서는 항히스타민제는 기본적으로 사용하면서, 필요한 경우에 면역억제제, 항우울제, 항경련제, 오피오이드 수용체 조절제 중 1가지 약제를 추가로 선택해서 항히스타민제와 함께 처방을 하고 있습니다. 다만, 개인병원에서 많이 사용하는 경구 스테로이드는 만성 가려움증 환자에게는 거의 사용하지 않습니다.

많은 경우 면역억제제를 제일 먼저 시도합니다. 면역억제제가 가려움증을 억제하는 효과가 좋으면 빠른 효과를 보이기 때문입니다. 만일 면역억제제의 부작용이나 다른 약물과의 상호 작용 문제 등으로 사용이 어려운 경우 다음으로 선택하는 약물은 항우울제입니다. 항우울제가 효과가 없다면 다음 약제로 항경련제를 사용합니다. 그다음에는 오피오이드 수용체 조절제를 시도합니다. 그래도 가려움증이 지속되는 경우에는 두필루맙 피하주사를 시도합니다. 단계적인 가려움증 치료 약물 사용 순서는 다음과 같습니다.

> 항히스타민제 → 면역억제제 → 항우울제 → 항경련제
> → 오피오이드 수용체 조절제 → 두필루맙 피하주사

이런 단계적 약물 사용 시 원칙은 부작용이 적은 약제를 우선 선

택하는 것입니다. 물론 가려움증의 원인 제거 노력과 가려움증에 도움 되는 생활 습관 개선을 포함한 노력도 같이 진행되어야 합니다.

▶ 이것만은 꼭

1. 가려움증 치료의 첫 번째 목표는 환자들이 더 이상 긁지 않게 하는 것이므로, 첫 진료 시부터 먹는 약을 처방합니다.
2. 가려움증 치료 약물은 정해진 단계에 맞춰 부작용이 적은 약제부터 처방합니다.

가려움증 치료 후 재발 방지를 위해 평생 노력해야 합니다.

1. 새로운 가려움증의 원인이 생기지 않도록 노력합니다.

2. 가려움증 재발 방지를 위해 절대로 하지 말아야 할 행동들을 명심합니다.

3. 가려움증 재발 방지에 도움이 되는 행동들을 실천합니다.

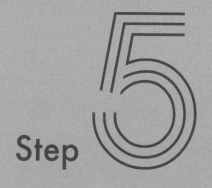

Step

가려움증 재발 방지를 위한
주의 사항을 실천합니다

1. 가려움증은 쉽게 재발합니다

　가려움증을 치료하여 전혀 가렵지 않게 잘 치료되었더라도 재발 방지를 위한 노력을 하지 않으면 가려움증이 재발하는 경우가 흔합니다. 가려움증이 좋아진 이유가 원인을 잘 치료해서, 원인이 제거되어 좋아진 경우라면 쉽게 재발하지는 않을 것입니다. 그러나 원인은 그대로 존재하는데 치료 약물이 일시적으로 피부의 염증 반응을 억제하여 가려움증이 좋아진 것이라면 약 사용을 중지한 후에 가려움증이 재발할 가능성이 높습니다.

　처음에 가려움증을 유발했던 원인이 제거되었더라도, 나이가 들면서 새로운 원인이 생길 수도 있습니다. 따라서 가려움증의 원인이 새롭게 생기지 않도록 항상 조심해야 합니다.

　가려움증 재발 방지를 위해서 할 일은 가려움증을 유발하는 원인들이 새로이 생기지 않도록 철저히 예방하는 일입니다. 가려움증의 원인들은 Step 2에서 자세히 설명했습니다. 그리고 Step 3에서는 그 원인들과 가려움증을 악화시키는 요인들을 제거하는 방법과 가려움증 완화에 도움을 주는 방법들을 설명했습니다. 가려움증의 재발을 방지하기 위해서는 가려움증 유발 원인들이 새롭게 생기지 않도록 평소에 좋은 생활 습관을 유지해야 합니다.

가려움증이 재발했을 때는 초기에 어떻게 행동하는지가 중요합니다. 처음에 긁지 않아야 합니다. 이 책의 독자들은 왜 긁으면 안 되는지를 이해했을 것입니다.

가려움증을 전달하는 감각신경은 신경생리학적으로 2분 이상 활성 상태를 유지할 수 없습니다. 따라서 처음 1~2분만 잘 참으면 가려움증은 가라앉기 마련입니다. 그러나 참지 못하고 긁으면 더 심한 가려움증이 몰려오고 다시 긁게 되는 악순환이 시작됩니다.

재발한 경우에는 이처럼 처음에 긁지 않도록 노력하는 것이 중요하고, 다시 바르는 약과 먹는 약으로 가려움증을 확실하게 억제하고, 가려움증의 원인을 제거하기 위한 노력을 다시 시작해야 합니다.

▶ 이것만은 꼭

1. 재발 방지를 위해 노력하지 않으면 가려움증은 쉽게 재발합니다.
2. 가려움증 유발 원인이 새로 생기지 않도록 평소에 노력해야 합니다.
3. 재발한 경우 처음에 긁지 않아야 하고, 원인 제거를 위해 다시 노력해야 합니다.

2. 가려움증 예방을 위해
절대로 하지 말아야 할 15가지 행동

살아가면서 익숙해져 있는 습관을 바꾸는 것은 쉬운 일이 아닙니다. 세 살 버릇이 여든까지 간다는 속담이 있습니다. 오랜 세월 몸에 배어온 생활 습관이 과학적으로 피부에 좋지 않은 것이라면 반드시 개선해야 합니다.

아래에 열거해 놓은 절대로 하지 말아야 할 행동들은 피부 건강을 나쁘게 하는 행동들이며, 피부를 건조하게 만들고 가려움증을 유발하는 원인들입니다. 현재 자신이 하고 있는 행동이 있다면 하지 않도록 항상 노력하기 바랍니다.

이런 행동들을 하면 왜 안 되는지에 대해서는 이 책에서 이미 자세히, 여러 차례 설명했습니다. 혹시 그 이유가 잘 생각나지 않는다면 앞으로 돌아가서 다시 읽어보기 바랍니다.

다음은 가려움증 재발 방지와 피부 건강을 위해 평소에 하지 말아야 할 행동들입니다. 만약 습관적으로 지속하고 있거나, 중단했다가 가려움증이 좋아져서 다시 하고 있는 행동들이 있다면 반드시 중단해야 합니다.

1) 때를 절대 밀지 않습니다

때를 밀면 가려움증이 재발하므로 때를 밀면 안 됩니다. 그 이유는 다음과 같습니다.
- 때를 밀면 피부장벽이 허물어지기 때문에
- 때를 밀면 피부 기름막이 없어지기 때문에
- 때를 밀면 피부가 건조해지기 때문에
- 때를 밀면 피부에 염증이 생기기 때문에
- 때를 밀면 피부가 알칼리화되기 때문에

2) 비누를 자주 사용하지 않습니다

비누를 자주 사용하거나, 한번 사용할 때 오랫동안 문지르면 가려움증이 재발할 것입니다. 그 이유는 다음과 같습니다.
- 비누가 피부의 기름을 녹여내기 때문에

- 비누가 피부장벽 기능을 손상시키기 때문에
- 비누가 피부를 건조하게 만들기 때문에
- 비누를 오래 사용하면 피부에 염증이 생기기 때문에

3) 고형 비누는 사용하지 않습니다

옛날에는 고형 비누를 사용하여 손을 씻고, 세수를 하고, 목욕을 했습니다. 그러나 최근에는 고형 비누보다는 액체 형태의 클렌저를 많이 사용합니다. 고형 비누를 자주 사용하면 가려움증이 재발할 가능성이 높기 때문입니다. 그 이유는 다음과 같습니다.
- 고형 비누는 알칼리 산도이기 때문에
- 고형 비누를 사용하면 피부 산도가 알칼리로 변하기 때문에
- 피부가 알칼리 산도로 변하면 피부장벽 기능이 감소하기 때문에
- 고형 비누는 피부를 건조하게 만들기 때문에

4) 샤워를 매일 하지 않습니다

샤워를 자주 하면 가려움증이 재발할 가능성이 높아집니다. 그 이유는 다음과 같습니다.
- 샤워를 자주 하면 비누를 많이 쓰게 되기 때문에

- 잦은 샤워와 비누 사용은 피부의 기름막을 손상시키기 때문에
- 샤워를 하면 전에 바른 보습제가 씻겨 없어지기 때문에
- 잦은 샤워가 피부를 건조하게 만들기 때문에

5) 뜨거운 탕 속에 들어가지 않습니다

뜨거운 탕 속에 자주 들어가면 가려움증이 재발하기 쉽습니다. 그 이유는 다음과 같습니다.
- 탕 속의 높은 온도가 피부 기름막의 구조를 변화시키기 때문에
- 높은 온도가 피부장벽 기능을 손상시키기 때문에
- 뜨거운 탕 속에 자주 들어가면 피부가 건조해지기 쉽기 때문에
- 뜨거운 탕 속에 들어가면 피부 염증이 심해지기 때문에

6) 물기를 닦을 때 수건으로 문지르지 않습니다

수건으로 피부를 문지르면서 닦으면 안 됩니다. 피부를 심하게 문지르면 가려움증이 재발하기 쉽습니다. 그 이유는 다음과 같습니다.
- 수건으로 피부를 문지르면 각질층이 손상되기 때문에
- 수건으로 피부를 문지르면 피부가 자극을 받아 염증이 생기기 때문에

\- 수건으로 피부를 문지르는 물리적 자극이 가려움증을 유발할
수 있기 때문에

7) 전기요를 사용하지 않습니다

전기요를 깔고 자면 가려움증이 재발하기 쉽습니다. 그 이유는 다
음과 같습니다.
\- 전기요가 이불 속 온도와 피부 온도를 올리기 때문에
\- 전기요의 뜨거운 온도가 혈관을 확장시켜 염증을 증가시키기
때문에
\- 전기요의 뜨거운 온도가 피부를 건조하게 만들기 때문에

8) 실내가 건조하지 않게 합니다

생활 공간과 사무 공간의 습도가 낮으면 가려움증이 재발하기 쉽
습니다. 그 이유는 다음과 같습니다.
\- 실내가 건조하면 피부가 건조해지기 때문에
\- 실내가 건조하면 피부의 수분이 쉽게 증발하기 때문에
\- 건조한 환경이 피부가 가려워지기 쉬운 환경이기 때문에

9) 피부 온도가 올라가지 않게 합니다

피부의 온도가 올라가면 피부가 다시 가려워지기 쉽습니다. 그 이유는 다음과 같습니다.
- 피부 온도가 올라가면 혈관이 확장되기 때문에
- 피부 온도가 올라가면 염증이 유발되기 때문에
- 피부 온도가 올라가면 피부가 건조해지기 때문에

10) 가렵다고 알코올을 바르지 않습니다

알코올을 바르면 시원하다고 알코올을 자주 바르면 가려움증이 심해집니다. 그 이유는 다음과 같습니다.
- 알코올이 피부 기름막을 손상시키기 때문에
- 알코올을 바르면 피부장벽 기능이 손상되기 때문에
- 알코올을 바르면 피부가 건조해지기 때문에

11) 영양제나 건강기능식품은 꼭 필요한 것만 복용합니다

영양제나 건강기능식품은 꼭 필요하다고 의사가 추천하지 않는 이상 복용하지 않는 것이 좋습니다. 그 이유는 다음과 같습니다.

- 영양제나 건강기능식품의 부작용으로 가려움증이 생길 수 있기 때문에
- 의사가 꼭 필요하다고 추천하는 영양제나 건강기능식품은 거의 없기 때문에
- 영양제나 건강기능식품이 꼭 필요한 것은 아니기 때문에

12) 가려움증 유발 음식은 먹지 않습니다

먹으면 가려움증이 생기는 음식이 있다면 피하는 것이 좋습니다. 그 이유는 다음과 같습니다.
- 가려움증 유발 음식은 우리 몸에 알레르기 반응과 염증 반응을 일으켜 가려움증을 유발하기 때문에
- 가려움증 유발 음식을 먹어서 긁게 되면 그 자극으로 인해 더 심한 가려움증이 생기기 때문에

13) 긁지 않습니다

가려움증이 재발하여 다시 가렵기 시작하면 무조건 참아야 합니다. 긁기 시작하면 망하는 것입니다. 가려움증이 다시 나타나면 본능을 누르고 이성적으로 행동해야 합니다. 절대 긁지 말아야 합니

다. 그 이유는 다음과 같습니다.

- 긁는 자극이 더 심한 가려움증을 유발하기 때문에

- 긁지 않고 참으면 2분 내에 가려움증이 없어지기 때문에

- 긁으면 가려움증이 더 심해지는 악순환이 생기기 때문에

- 긁는 자극이 염증을 유발하기 때문에

14) 자극물질에 접촉하지 않습니다

우리 주위에는 비누, 알코올, 화학물질, 공해물질 등 자극물질이 너무 많습니다. 피부가 자극물질에 접촉하지 않도록 주의해야 합니다. 자극물질에 접촉하면 가려움증이 발생하게 됩니다. 그 이유는 다음과 같습니다.

- 자극물질이 피부장벽을 손상시키기 때문에

- 자극물질이 피부에 염증을 유발하기 때문에

- 자극물질이 피부에 알레르기 반응을 유발하기 때문에

15) 스트레스를 받지 않도록 합니다

현대 사회를 살면서 스트레스를 받지 않을 수는 없지만, 가능하면 스트레스를 받지 않도록 노력해야 합니다. 스트레스를 받으면 가려

움증이 재발할 가능성이 높아집니다. 그 이유는 다음과 같습니다.

- 스트레스를 받으면 가려움증 유발물질이 증가하기 때문에
- 스트레스를 받으면 뇌에서 가려움증을 더 느끼기 때문에
- 스트레스를 받으면 더 긁게 되기 때문에

3. 가려움증 예방을 위해
평생 실천해야 하는 12가지 행동

가려움증 재발 방지를 위해 매일 꼭 해야 하는 행동들이 있습니다. 이런 행동들은 가려움증을 예방해 줄 뿐 아니라 피부를 건강하게 만들어줍니다. 피부가 건강하면 건강한 피부가 우리 몸을 잘 보호해 주고, 따라서 우리 몸이 한층 더 건강해집니다.

다음에 열거한 행동들은 실천하기에 그리 어려운 일들이 아닙니다. 왜 이런 노력을 해야 하는지는 이미 앞에서 설명했습니다. 우리의 피부와 우리 몸의 건강을 지키고, 가려움증의 재발을 방지하기 위해 다음 12가지 행동을 100세까지 꾸준히 실천할 수 있도록 노력하기 바랍니다.

1) 고형 비누 대신 약산성 클렌저를 사용합니다

샤워를 할 때, 세수를 할 때, 손을 씻을 때, 머리를 감을 때 약산성 클렌저를 사용하는 것이 가려움증 예방에 도움이 되며, 피부 건강을 좋게 합니다. 그 이유는 다음과 같습니다.
- 피부의 정상 산도가 약산성이기 때문에
- 피부의 산도가 알칼리 방향으로 변화하면 피부장벽 기능이 손상되기 때문에
- 피부의 산도가 변화하면 가려워지기 때문에
- 피부의 산도가 변화하면 피부 건강이 나빠지기 때문에

2) 샤워는 짧고 간단하게 합니다

샤워 시간은 아주 짧은 것이 좋습니다. 그런데 가능하면 깨끗하게 씻고 싶어서 오래 비누질을 하면서 샤워를 하는 경우가 흔합니다. 그러나 샤워는 가능하면 매일 하지 말고, 가능하면 짧고 간단하게 하는 것이 좋습니다. 그러면 가려움증을 예방할 수 있습니다. 그 이유는 다음과 같습니다.
- 샤워를 짧고 간단하게 하면 비누와 접촉하는 시간이 줄어들기 때문에
- 샤워를 짧게 하면 피부에 주어지는 자극이 줄어들기 때문에

- 샤워를 짧게 하면 기름막 손상이 적어지기 때문에

- 샤워를 짧게 하면 피부장벽 손상이 거의 생기지 않기 때문에

- 샤워를 짧게 하면 피부가 건조해지는 것을 최소화하기 때문에

3) 보습제를 하루 2회 이상 바릅니다

보습제를 하루 2회 이상 바르면 가려움증이 생기지 않습니다. 단, 가려움증이 심한 분은 3~4회 바릅니다. 보습제는 가려움증 치료와 예방 모두에 도움이 됩니다. 그 이유는 다음과 같습니다.

- 보습제가 부족해진 피부 기름막을 보충해 주기 때문에

- 보습제를 바르면 피부장벽 기능이 좋아지기 때문에

- 보습제를 바르면 피부 건조를 예방해 주기 때문에

- 보습제를 바르면 가려움증이 줄어들기 때문에

4) 실내 습도를 50퍼센트 이상으로 유지합니다

실내 습도를 높이면 피부 가려움증 예방에 도움이 됩니다. 그 이유는 다음과 같습니다.

- 실내 습도가 높으면 피부가 수분을 빼앗기지 않기 때문에

- 실내 습도가 높으면 피부가 건조해지지 않기 때문에

5) 실내 온도는 섭씨 20~22도로 유지합니다

실내 온도를 섭씨 20~22도로 유지하는 것이 가려움증 재발 억제에 도움이 됩니다. 그 이유는 다음과 같습니다.
- 섭씨 20~22도가 피부와 인체 건강에 좋은 온도이기 때문에
- 섭씨 20~22도에서는 혈관 확장이 일어나지 않기 때문에
- 섭씨 20~22도에서는 염증이 심해지지 않기 때문에
- 섭씨 20~22도에서는 피부가 덜 건조해지기 때문에

6) 이불 속 온도를 낮게 유지합니다

이불 속 온도를 가능한 한 시원하게 유지합니다. 이불 속 온도가 높으면 가려움증이 재발합니다. 그 이유는 다음과 같습니다.
- 이불 속 온도가 높으면 피부 온도가 높아지기 때문에
- 피부 온도가 높아지면 가려움증 유발물질이 증가하기 때문에

7) 의사와 상담 후 꼭 필요한 약만 복용합니다

평소에 복용 약물 개수를 줄일 필요가 있습니다. 그 이유는 다음과 같습니다.

- 먹는 약의 부작용으로 가려움증이 생길 수 있기 때문에
- 먹는 약이 많으면 그만큼 약물 부작용의 가능성이 높아지기 때문에

8) 피부질환은 피부과 전문의에게 치료를 받습니다

피부질환은 반드시 피부과 전문의에게 진단을 받고 치료해야 합니다. 약국이나 한방병원에서 치료하면 안 됩니다. 그 이유는 다음과 같습니다.
- 피부과 전문의가 피부질환을 제일 잘 알기 때문에
- 피부질환을 정확히 진단해야 제대로 치료할 수 있기 때문에
- 피부질환이 가려움증의 흔한 유발 원인이기 때문에

9) 내과질환이 있으면 증상을 잘 치료합니다

내과질환의 증상을 잘 조절하는 것이 중요합니다. 그 이유는 다음과 같습니다.
- 내과질환이 가려움증의 원인일 수 있기 때문에
- 내과질환을 완치시키지 못해도 증상을 잘 조절하면 가려움증이 좋아지기 때문에

- 내과질환의 증상이 나빠지면 가려움증도 나빠지기 때문에

10) 명상, 사색 등으로 평온한 마음을 유지합니다

명상, 사색, 긍정적 생각을 하는 것이 스트레스를 피하는 방법입니다. 스트레스를 가능하면 적게 받도록 노력해야 합니다. 그 이유는 다음과 같습니다.

- 스트레스가 가려움증을 유발하는 원인일 수 있기 때문에
- 스트레스를 받으면 가려움증을 더 심하게 느끼기 때문에
- 스트레스가 있으면 자꾸 긁게 되기 때문에
- 스트레스가 만병의 근원이기 때문에

11) 매년 건강검진을 받습니다

정기적으로 건강검진을 꼭 받아야 합니다. 그 이유는 다음과 같습니다.

- 자신도 모르는 사이에 내과질환이 생기기 때문에
- 자신도 모르는 사이에 암이 생길 수 있기 때문에
- 자신도 모르는 사이에 가려움증의 원인이 몸 안에 숨어 있을 수 있기 때문에

- 가려움증의 원인을 초기에 발견하는 것이 중요하기 때문에

12) 가려움증에 대한 공부를 합니다

가려움증에 대해 공부하면 가려움증을 예방, 치료하고 재발을 방지하는 데 도움이 됩니다. 그 이유는 다음과 같습니다.
- 가려움증의 원인을 알게 되면 가려움증을 치료하고 예방할 수 있기 때문에
- 가려움증 치료에 도움이 되는 것들을 배울 수 있기 때문에
- 가려움증 재발 방지를 위해 해야 할 일들을 배울 수 있기 때문에
- 가려움증에 대해 모르면 아무것도 할 수 없기 때문에

"신기해요. 교수님이 말씀하신 대로 하니까 3년 동안 고생했던 가려움증이 2개월 만에 거의 좋아졌어요. 목욕 대신 샤워를 3일에 1번 간단히 하고 비누도 더러운 곳에만 사용하면서 하루에 3번씩 보습제를 충분히 발랐어요. 그리고 가습기를 하루 종일 틀어놓았습니다. 절대로 긁지 않으려고 노력했고요. 정말 신기합니다. 그렇게 약을 먹고 연고를 발라도 가려움증이 좋아지지 않았었는데 이렇게 쉽게 좋아지다니. 정말 감사합니다. 역시 서울대학교병원입니다." 얼마 전 제 외래를 세 번째로 방문한 70세 환자가 한 말입니다.

"그동안 몸에 좋다고 해서 몇 달째 먹고 있던 오메가3가 가려움증의 원인이었던 것 같아요. 교수님 말씀을 듣고 먹고 있던 오메가3를 끊었더니 한 달 지나고부터 가려움증이 없어졌어요. 몸에 좋다고 해서 먹었던 오메가3가 가려움증의 원인이었다니, 누가 상상이나 했겠어요. 정말 감사합니다." 며칠 전에 외래를 방문한 환자에게 이제 병원에 그만 와도 될 것 같다고 했더니 하는 말이었습니다. 가려움증으로 그렇게 고생한 원인이 건강해지기 위해서 먹은 영양제였다니 믿어지지가 않았을 것입니다.

가려움증을 유발하는 원인은 반드시 있습니다. 원인을 발견하고 그것을 없애는 것이 성공적으로 가려움증을 치료하는 방법이라는 것을 다시 한 번 강조합니다. 의사가 왜 가려움증이 생겼는지를 밝혀내고 설명하지 못한다면 그 의사는 가려움증을 치료할 수 없을 것입니다. 가려움증의 원인을 정확하게 밝혀주는 피부과 의사가 정말로 실력 있는 의사라고 생각합니다.

몇 달 또는 수년 동안 가려움증으로 고생하다 마지막이라 생각하고 서울대학교병원 피부과 진료실을 찾는 환자를 치료하는 것은 쉽지 않은 일입니다. 일단 그런 환자의 마음에는 자신의 가려움증은 치료가 되지 않는 불치의 병이라는 믿음이 굳게 자리 잡고 있습니다.

여러 병원을 돌아다니며 치료했지만 가려움증이 좋아지지 않고, 자꾸 재발하고, 너무 가려워서 매일매일이 괴롭기에 정신적으로 지쳐 있고 우울한 상태입니다. 이런 정신적 스트레스는 가려움증을 더 악화시키고, 그럴수록 가려움증이 치료가 되지 않을 거라는 생각이 더 굳어지고, 인생이 우울하고 슬퍼집니다.

이처럼 가려움증이 우리 삶에 주는 영향은 매우 심각합니다.

가려움증은 환자의 삶을 크게 변화시킵니다. 가려움증이 밤에 잠을 잘 못 자게 만들기 때문에 낮에 항상 피곤하고, 매일매일의 컨디션이 나쁠 수밖에 없습니다. 자꾸 긁어서 미관상으로도 좋지 않고, 사회생활에도 막대한 지장을 초래합니다. 정신적으로도 불안하거나 자신감을 잃게 만듭니다. 이처럼 가려움증으로 고생하는 사람들의 일상은 가려움증으로 인해 지속적으로 나쁜 영향을 받고, 삶의 질이 떨어집니다.

만성적인 가려움증으로 고생하는 사람들은 성격까지 변합니다. 특히 한참 성장하는 어린이의 경우에는 가려움증이 성격 형성에 심각한 영향을 미칩니다. 연구 결과에 따르면, 심한 만성 가려움증으로 고생하는 사람들은 건강한 사람들에 비해서 불안하고 신경질적이고 우울하고 적대적인 성향이 있다고 합니다.

또한, 가려움증은 성격뿐만 아니라 생각하고 행동하고 감정을 조절하는 데에도 많은 영향을 줍니다. 가려움증으로 항상 스트레스를 받는 사람은 비관적이고 소극적으로 변하게 되며, 분노를 잘 참지 못하게 됩니다.

더 심각한 현상은 가려움증으로 인해 우울하고 신경질적이 된 경우, 더 심한 가려움증을 느끼게 된다는 점입니다. 가려움증이 성격과 정신에 나쁜 영향을 미치고, 이런 성격 변화와 정신 상태의 변화 때문에 가려움증을 더 심하게 느끼는 악순환이 반복되는 것입니다.

서울대학교병원 피부과에서 오랜 기간 가려움증 환자들을 치료한 경험에 비추어볼 때 5단계의 치료 원칙을 잘 이해하고 이 책에서 설명한 방법대로 가려움증의 원인을 찾아 없애고 가려움증을 악화시키는 생활 습관들과 악화 요인들을 제거하며 가려움증을 호전시키는 데 도움이 되는 행동들을 실천한다면 반드시 가려움증을 치료하고 재발을 막을 수 있을 거라고 자신 있게 말할 수 있습니다.

가려움증의 원인을 찾아내고, 스스로 노력해서 가려움증을 반드시 고치고 말겠다는 강한 의지를 갖고, 지금 현실은 힘들지만 잘 치료 받으면 좋아질 거라는 희망적이고 긍정적인 생각을 하면 가려움증도 덜 느껴지고 정신적으로도 건강한 삶을 살 수 있을 것입니다. 따라서 많이 힘들더라도 항상 긍정적이고 희망적인 생각을 하도록 노력하는 것이 중요합니다.

이 책을 반복해서 읽어보기 바랍니다. 한 번 읽어서는 꼭 필요한 정보를 다 기억할 수 없습니다. 가려움증이 좋아질 때까지 반복해서 읽고, 혹시 귀담아듣지 않고 흘려보낸 것들이 없는지 확인해 보기 바랍니다.

독자 여러분은 이 책을 읽으면서 제가 여러 내용을 반복해서 강조한다는 것을 느꼈을 것입니다. 원인과 악화 요인을 제거하는 방법, 치료 방법, 재발 방지 방법을 설명하면서 중요한 이야기는 반복해서 언급하고 강조했습니다.

이 책에서 설명하고 제안하는 방법들을 반드시 실천하겠다고 결심하고 매일매일 꾸준히 실행하다 보면, 어느 날 "어, 이제는 가렵지 않네" 하고 말하게 되는 날이 올 것입니다. 그날이 하루 빨리 오기를 기원합니다. 감사합니다.

2022년 7월
책의 집필을 마치고,
정진호

가려워서 미치겠어요

초판 1쇄 2022년 7월 25일
초판 6쇄 2024년 3월 31일

지은이 | 정진호
펴낸이 | 송영석

주간 | 이혜진
편집장 | 박신애 **기획편집** | 최예은 · 조아혜 · 정엄지
디자인 | 박윤정 · 유보람
마케팅 | 김유종 · 한승민
관리 | 송우석 · 전지연 · 채경민

펴낸곳 | (株)해냄출판사
등록번호 | 제10-229호
등록일자 | 1988년 5월 11일(설립일자 | 1983년 6월 24일)

04042 서울시 마포구 잔다리로 30 해냄빌딩 5 · 6층
대표전화 | 326-1600 **팩스** | 326-1624
홈페이지 | www.hainaim.com

ISBN 979-11-6714-041-8